# DIAGNÓSTICOS MÉDICOS NA ERA DA INTELIGÊNCIA ARTIFICIAL

Editora Appris Ltda.
1.ª Edição - Copyright© 2024 do autor
Direitos de Edição Reservados à Editora Appris Ltda.

Catalogação na Fonte
Elaborado por: Josefina A. S. Guedes
Bibliotecária CRB 9/870

| | |
|---|---|
| S729d<br>2024 | Souza, Ademar Rosa de<br>    Diagnósticos médicos na era da inteligência artificial / Ademar Rosa de Souza. – 1. ed. – Curitiba: Appris, 2024.<br>    121 p. ; 23 cm. – (Multidisciplinaridade em saúde e humanidades).<br><br>    Inclui referências.<br>    ISBN 978-65-250-5943-3<br><br>    1. Diagnóstico. 2. Inteligência artificial – Aplicações médicas.<br>I. Título. II. Série.<br><br>                                                             CDD – 610 |

Livro de acordo com a normalização técnica da ABNT

**Appris** editora

Editora e Livraria Appris Ltda.
Av. Manoel Ribas, 2265 – Mercês
Curitiba/PR – CEP: 80810-002
Tel. (41) 3156 - 4731
www.editoraappris.com.br

Printed in Brazil
Impresso no Brasil

ADEMAR ROSA DE SOUZA

# DIAGNÓSTICOS MÉDICOS NA ERA DA INTELIGÊNCIA ARTIFICIAL

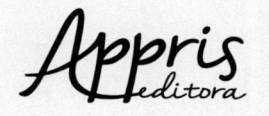

## FICHA TÉCNICA

| | |
|---|---|
| EDITORIAL | Augusto Coelho |
| | Sara C. de Andrade Coelho |
| COMITÊ EDITORIAL | Andréa Barbosa Gouveia - UFPR |
| | Edmeire C. Pereira - UFPR |
| | Iraneide da Silva - UFC |
| | Jacques de Lima Ferreira - UP |
| | Marli Caetano |
| SUPERVISOR DA PRODUÇÃO | Renata Cristina Lopes Miccelli |
| ASSESSORIA EDITORIAL | Daniela Nazario |
| REVISÃO | Pâmela Isabel Oliveira |
| PRODUÇÃO EDITORIAL | Daniela Nazario |
| DIAGRAMAÇÃO | Bruno Ferreira Nascimento |
| CAPA | Eneo Lage |
| REVISÃO DE PROVA | William Rodrigues |

**COMITÊ CIENTÍFICO DA COLEÇÃO MULTIDISCIPLINARIDADES EM SAÚDE E HUMANIDADES**

| | |
|---|---|
| **DIREÇÃO CIENTÍFICA** | **Dr.ª Márcia Gonçalves (Unitau)** |
| CONSULTORES | Lilian Dias Bernardo (IFRJ) |
| | Taiuani Marquine Raymundo (UFPR) |
| | Tatiana Barcelos Pontes (UNB) |
| | Janaína Doria Líbano Soares (IFRJ) |
| | Rubens Reimao (USP) |
| | Edson Marques (Unioeste) |
| | Maria Cristina Marcucci Ribeiro (Unian-SP) |
| | Maria Helena Zamora (PUC-Rio) |
| | Aidecivaldo Fernandes de Jesus (FEPI) |
| | Zaida Aurora Geraldes (Famerp) |

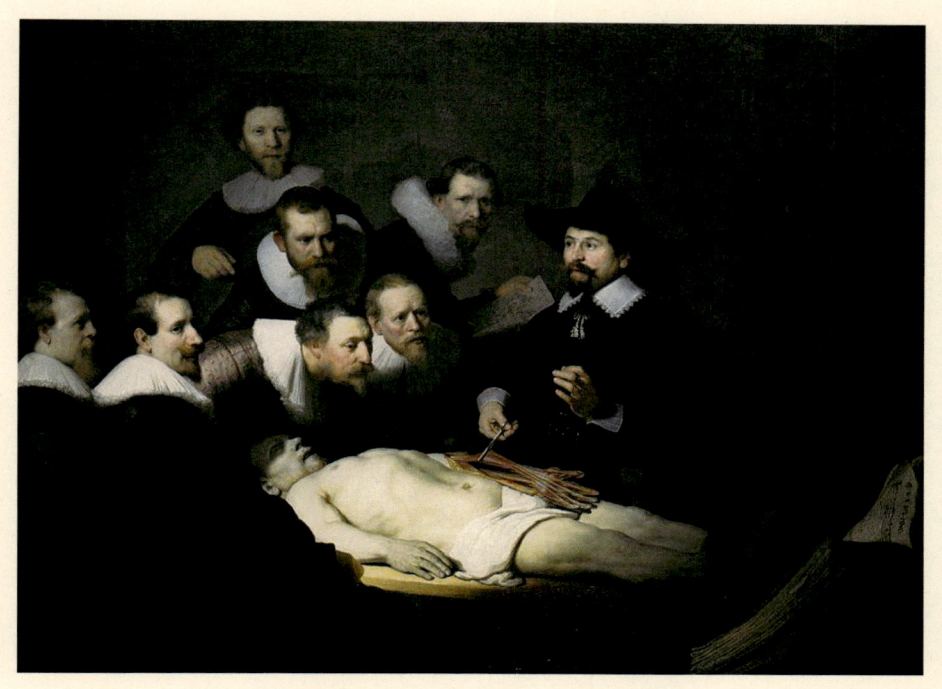

**A Lição de Anatomia do Dr. Nicolaes Tulp**
**1632**
Rembrandt Harmenszoon van Rijn

*"O quadro representa o desejo do homem e sua inquietação por fazer descobertas sobre o funcionamento do corpo humano, seu comportamento e suas verdades."*

*A pesquisa no campo das doenças avançou tanto que é cada vez mais difícil encontrar alguém completamente são.*

**Aldous Huxley**
*1894-1963*
*Escritor inglês*

*Ao meu pai, **João Clementino** (in memoriam), que, em virtude de ter sido impedido de estudar, sempre considerou a educação como o maior bem que uma pessoa poderia adquirir.*

*Sinto uma tristeza eterna em não ter colocado na lista de diagnósticos diferenciais uma das causas básicas de sua morte; o que acabou sendo uma das fontes inspiradoras para a criação deste projeto.*

*À minha mãe, **Dirce**, gratidão pelo apoio e encorajamento constantes em minha vida.*

# AGRADECIMENTOS

Ao meu orientador **Prof. Dr. Luis Cuadrado Martin**, por todo o ensinamento e dedicação recebidos ao longo de todos esses anos, desde a época da residência médica (com as visitas diárias na enfermaria e UTI de Cirurgia Cardíaca) até os momentos atuais.

Sou eternamente grato pela confiança que depositou em mim ao aceitar participar deste projeto, que na época era algo muito diferente do que estava habituado.

Ao meu coorientador **Prof. Dr. Anderson Francisco Talon** (Faculdade de Tecnologia de Bauru-SP). Suas dicas e ensinamentos (desde a época em que fiz a Faculdade de Banco de Dados) contribuíram imensamente na minha formação profissional e na concretização deste projeto. Sou muito grato pelo seu apoio, preocupação e profissionalismo neste projeto. Agradeço por participar desta realização tão importante da minha vida.

À **Prof.ª Dr.ª Denise Zornoff** e à **Prof.ª Dr.ª Silméia**, pelas sugestões e críticas construtivas durante o exame de qualificação, que contribuíram para o aperfeiçoamento deste trabalho.

Aos **alunos do internato (5.º e 6.º ano)** da faculdade de Medicina de Botucatu-SP. Agradeço o empenho e dedicação ao enfrentarem a longa maratona de casos clínicos durante o dia todo de sábado.

À **Ana Maria Mengue**, secretária da pós-graduação, por todo auxílio, atenção e paciência com todas as minhas dúvidas.

À equipe de **funcionários da Biblioteca**, pela disponibilidade, prontidão e paciência no fornecimento dos vários artigos que solicitei.

# SUMÁRIO

# PARTE II
Estudo comparativo avaliando três
modalidades de diagnóstico médico:
parecer médico, buscas no Google
e sistema especialista

# INTRODUÇÃO

Atualmente existem várias pesquisas tentando aplicar a inteligência artificial na área médica por meio dos Sistemas de Apoio à Decisão Médica (SADM). Apesar disso, esses sistemas ainda não estão sendo utilizados de forma rotineira. Existem várias justificativas: necessidade prévia de um sistema informatizado de registros médicos; programas com interface não amigável entre o usuário e o sistema; e excessiva perda de tempo no fornecimento dos dados iniciais do paciente contrastando com a necessidade de respostas rápidas nos ambientes médicos (WESTPHAL, 2003).

De nosso conhecimento, não há ferramentas brasileiras com tais características desejadas. Não identificamos estudos que tenham feito a comparação e performance de acertos entre os métodos propostos.

Há relatos de impactos do uso de sistemas de apoio à decisão para grupos em ambientes controlados, com resultados conhecidos e com indicativos globais de melhoria geral do processo decisório (NUNAMAKER; DENNIS et al., 1993).

Entretanto, ainda existe a oportunidade de se estudar os elementos relevantes do uso da tecnologia. Um trabalho relevante e complexo e que representa, por si só, uma inovação em termos de avaliação do apoio tecnológico.

Em virtude disso, foi desenvolvido um SADM funcionando via internet (www.danton.med.br).

A ideia é dar qualidade aos procedimentos, adotando a tecnologia como ferramenta básica. "Quem tem mais informação, tem melhores condições para escolher e tomar decisões." (MARIN; MASSAD; AZEVEDO NETO, 2003, p. 76).

A conjunção de vários fenômenos tecnológicos e sociais impele ao surgimento de novas fórmulas e novos paradigmas em termos de organizações e de tecnologia da informação (TAPSCOTT; CASTON, 1995).

O impacto social dessas novas tecnologias não é pequeno (BUTOW; HOQUE, 2020; FAN; FANG, et al. 2020; JOHNSON; SOTO et al., 2018; LIU et al., 2020; SCHINKEL; PARANJAPE et al., 2019). Se por um lado possibilita uma maior agilidade nos processos de acesso e transferência de informações, capacitando pessoas e organizações a um maior conhecimento, por outro lado provocam-se mudanças na dinâmica do processo de trabalho, nas relações interpessoais e institucionais.

Todavia, apresentava-se uma grande oportunidade, contextual e tecnológica, para verificar qual o real impacto da adoção da tecnologia em processos decisórios, com o intuito de demonstrar se prevalecerá a tendência a se obter melhoria dos procedimentos internos do processo, se será ratificada a possibilidade de facilitar a busca de consenso, se serão mais facilmente atingíveis soluções satisfatórias para situações de conflito e se realmente se propiciará obter uma decisão cuja qualidade de seu resultado possa ser percebida como melhor pelo grupo envolvido na decisão.

Com base nos resultados, poderão ser feitas as seguintes avaliações:

- avaliar o impacto das mudanças ocorridas em um processo decisório, quando a este se agrega a tecnologia e se disponibiliza, via computador, informações adicionais e suporte à tarefa de priorização e escolha de alternativas de decisão;

- avaliar os reflexos e mudanças nas atitudes dos atores envolvidos no processo decisório, quando utilizada a tecnologia;

- avaliar as mudanças de percepção do processo na ótica dos participantes deste, quando agregada a tecnologia;

- avaliar a experiência vivenciada em ambientes reais contra os resultados tradicionalmente associados a experimentos similares em ambientes controlados;

- avaliar impactos percebidos na qualidade do resultado da decisão, num contexto médico, de conflitos de interesses, de fixação de prioridades e alocação de recursos, quando tais processos adotarem um suporte tecnológico.

O processo decisório inclui participação, consenso e busca por eficiência dirigida a resultados. Há indicações seguras de que as modificações advindas da tecnologia de redes de computadores em todas as tarefas econômico-sociais são irreversíveis e viabilizam uma maior cooperação de pessoas para solucionar problemas. Torna-se interessante que os serviços de saúde incorporem técnicas de decisão, especialmente aquelas propiciadas pela tecnologia da informação, como forma de estabelecer cenários otimizados e com maior uso dos processos de comunicação a distância e a qualquer hora (DORNELAS, 2000).

Em termos da área de estudos onde se insere esta pesquisa, a grande utilidade da informação é auxiliar na tomada de decisão, por meio do fornecimento ao decisor de uma maior gama de conhecimento de alternativas; sendo o projeto justificado pelo aspecto emergente das tecnologias de acesso à informação.

Diversos relatos de pesquisa que observaram a utilização de Sistemas de Apoio à Decisão (SAD) indicaram que esse tipo de apoio tende a maximizar a performance decisória, se olhadas variáveis chave do processo, tais como: tempo para se alcançar uma decisão, número de alternativas geradas/examinadas e satisfação com os resultados (NUNAMAKER; DENNIS *et al.*, 1991).

Todavia o fato de investigar um processo decisório de ampla significação como o de um SADM reveste-se de características especiais, dado que o próprio objeto de estudo, em si mesmo, congrega aspectos inovadores das tecnologias de informação e comunicação aplicadas à saúde individual e coletiva, apesar de já estar estabelecido em termos de aceitação real e ser objeto de estudos sob diversas óticas.

O desafio é grande, pois sabe-se que trabalho apoiado por computador requer mudanças culturais profundas.

### Hipóteses:

- É possível desenvolver um sistema especialista de apoio à decisão médica com as características acima (interface amigável, português brasileiro, rápido acesso, fácil manuseio)?

- O uso de um SADM pode agregar precisão ao diagnóstico não assistido ou à pesquisa no Google?

### Objetivos:

A realização deste projeto teve dois objetivos e, portanto, foi realizado em duas etapas:

1. Na primeira etapa, o objetivo se destinou à validação do sistema especialista citado acima, no qual estão incorporadas técnicas de inteligência artificial, tendo como preocupação aspectos de desempenho, facilidade de manuseio e compreensão.

2. Na segunda etapa, o objetivo foi observar, testar e avaliar três métodos de diagnóstico médico em ambiente real:

a) Método tradicional: parecer individual de um médico (ou estudante de Medicina);

b) Utilização de ferramentas de buscas na internet (Google©);

c) Utilização do respectivo sistema especialista de apoio à decisão médica.

# PARTE I

## Validação de um Sistema Especialista de Apoio à Decisão Médica

# Capítulo 1

# HISTÓRIA DOS SISTEMAS

*Compartilhe seu conhecimento com o mundo para torná-lo um lugar melhor.*
**#mondaymotivation**

Um dos termos mais utilizados na área digital é "**sistema**" (BATISTA, 2012).

Um sistema é constituído de dois elementos: uma coleção de objetos, por um lado, e uma relação lógica entre eles, por outro. Esses elementos físicos e lógicos fazem com que o sistema se comporte como um organismo.

## Inteligência Artificial (IA)

A Inteligência Artificial (IA) nasceu oficialmente em 1956, durante uma conferência de verão em Dartmouth College, nos Estados Unidos. Ela surgiu do desejo de se fazer com que os programas de computadores utilizassem metodologias baseadas na forma como os seres humanos pensam e resolvem problemas, assim utilizam mecanismos que simulam a inteligência humana. É um termo genérico para todas as técnicas que permitem aos computadores imitar a inteligência humana (GILVARY; MADHUKAR *et al.*, 2019).

Um sistema de IA deve ser capaz de: armazenar conhecimento; aplicar o conhecimento armazenado para resolver problemas e adquirir novo conhecimento por intermédio da experiência (HAYKIN, 2008).

## Aprendizado de máquina ("*Machine learning*")

É um subcampo da Inteligência Artificial. Definido por Arthur Samuel em 1959 como o *"campo de estudo que dá aos computadores a habilidade de aprender sem serem explicitamente programados".*

"A.arte e a ciência dos algoritmos que fazem sentido dos dados." (FLACH, 2012).

Está intimamente relacionada à estatística computacional. Seu foco está em fazer previsões, baseado em propriedades conhecidas aprendidas pelos dados de treinamento. Algoritmos cujo desempenho melhora à medida que são expostos a mais dados ao longo do tempo.

**Categorias de aprendizado de máquina**

Existem três grandes categorias, classificadas de acordo com a natureza do "sinal" ou *"feedback"* de aprendizado disponível (Figura 1).

Figura 1 – Categorias de aprendizado de máquina

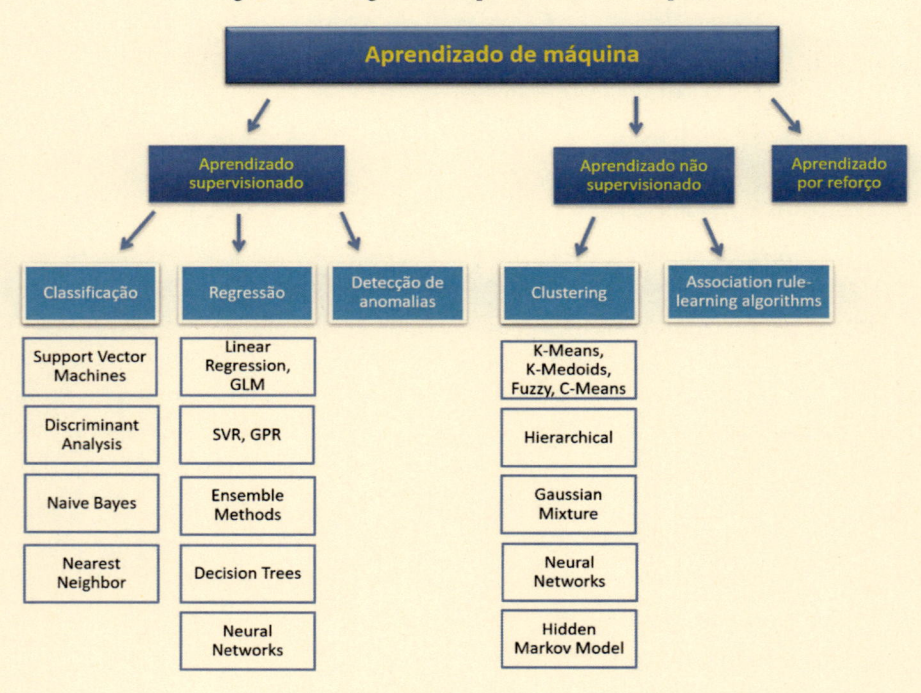

Fonte: adaptado de Granville (2017)

1. **Aprendizado supervisionado:** são modelos preditivos. Treinamento de programas de computador para aprender associações entre entradas e saídas nos dados por meio da análise de saídas de interesse definidas por um supervisor (normalmente humano). Depois que

as associações são aprendidas com base nos dados existentes, elas podem ser usadas para prever exemplos futuros. Essa é uma das áreas mais estabelecidas de aprendizado de máquina, com vários exemplos dentro e fora da área da saúde (PANCH; SZOLOVITS; ATUN, 2018).

a) *Classificação*: podem prever "categorias".

    i)  *Support Vector Machines*
    ii) *Discriminant Analysis*
    iii) *Naive Bayes*
    iv) *Nearest Neighbor*

b) *Regressão*: podem prever "valores".

    i)  *Linear Regression, GLM*
    ii) *SVR, GPR*
    iii) *Ensemble Methods*
    iv) *Decision Trees*
    v) *Neural Networks*

c) *Detecção de anomalias:* podem prever padrões incomuns.

2. **Aprendizado não supervisionado:** são modelos descritivos. No aprendizado não supervisionado, o objetivo é encontrar os padrões ocultos nos dados sem o feedback dos seres humanos (KRITTANAWONG; ZHANG *et al.*, 2017).

a) *Clustering*: Encontra agrupamentos, ou seja, agrupa automaticamente dados com características semelhantes. Diferentemente da classificação, os grupos não são previamente conhecidos.

    i)  *K-Means, K-Medoids, Fuzzy, C-Means*
    ii) *Hierarchical*
    iii) *Gaussian Mixture*
    iv) *Neural Networks*
    v) *Hidden Markov Model*

b) **Algoritmos de aprendizado de regras de associação:** Ajudam a descobrir relacionamentos entre itens de dados aparentemente não relacionados.

3. **Aprendizado por reforço:** Permite aprender a partir da interação com o ambiente no qual está inserido, ou seja, tenta aprender qual a melhor ação a ser tomada, dependendo das circunstâncias na qual essa ação será executada. O objetivo do aprendizado por reforço é maximizar a precisão dos algoritmos usando tentativa e erro.

Cada problema requer algum grau de compreensão do problema para aplicar o algoritmo ideal de aprendizado de máquina (KRITTANAWONG; ZHANG *et al.*, 2017).

"A inteligência artificial e o aprendizado de máquina têm o potencial de ser o catalisador da transformação dos sistemas de saúde para melhorar a eficiência e a eficácia, criar espaço para cobertura universal de saúde e melhorar os resultados." (PANCH; SZOLOVITS; ATUN, 2018).

No âmbito da IA, os sistemas que podem simular o comportamento de um humano especialista numa determinada área são chamados de Sistemas Especialistas, quer sejam engenheiros, advogados, biólogos, professores ou médicos.

## Sistemas Especialistas (SE)

Os SE têm o objetivo de ajudar os não especialistas e servem de assistentes para o especialista. Atuam na forma de sistemas interativos, respondendo questões, solicitando ou fornecendo esclarecimentos e recomendações, podendo também auxiliar o usuário na tomada de decisões. De modo geral, podem simular o raciocínio humano ao fazer inferências, julgamentos ou projetar resultados (LINARES, 1997).

São utilizados quando um problema não pode ser algoritmizado (não possui regras ou processos claramente definidos), ou sua solução conduz a um processamento muito demorado. Entre seus objetivos, está o de preservar e transmitir o conhecimento de algum especialista em determinada área (ROSSO, 2002).

Na história dos SE (Figura 2), o primeiro sistema elaborado com sucesso para a área médica foi o MYCIN (início de 1970 na Universidade de Stanford), cujo propósito foi prover diagnósticos e terapias em doenças infecciosas para médicos generalistas. Esse aconselhamento é bastante útil, pois nem sempre se tem acessível um médico especialista em infecções.

O sistema do MYCIN continha 450 regras heurísticas em sua base de dados e possibilitava explicar o raciocínio adotado na conclusão do seu diagnóstico.

Mas o que são regras heurísticas?

Os SE possuem o seu mecanismo baseado em regras heurísticas, que são uma implicação lógica na forma:

**SE** <condição> **ENTÃO** <consequência 1> **SENÃO** <consequência 2>

Este tipo de sentença é a forma mais comum de representação do conhecimento.

Figura 2 – Evolução cronológica dos sistemas de apoio à decisão médica

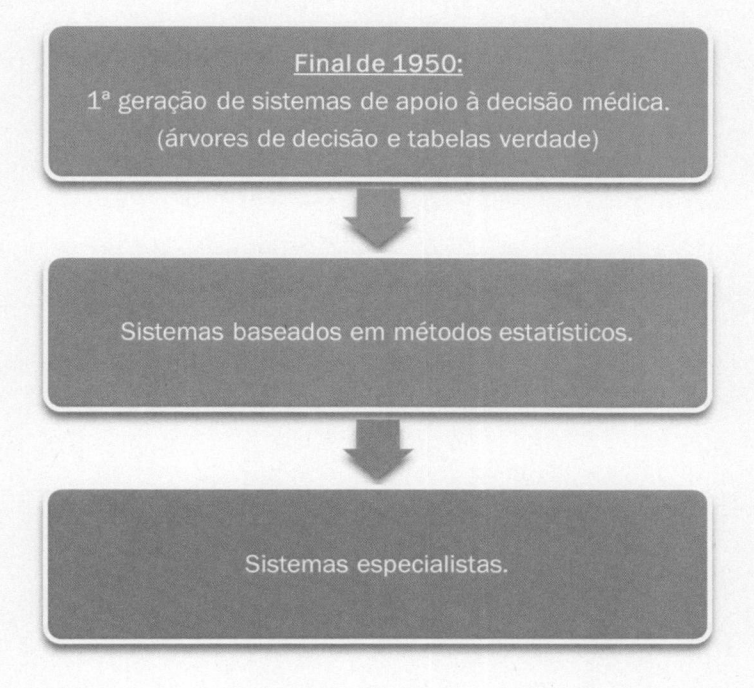

Fonte: o autor

De maneira geral, um SE é formado por alguns elementos básicos (Figura 3):

1. **Interface de aquisição de conhecimento:** Interface amigável para a obtenção do conhecimento do especialista, ou seja, traduz o conhecimento obtido em regras (sentenças), as quais são armazenadas na base de conhecimento. É importante a utilização constante desse processo visando aumentar o refinamento do conhecimento adquirido pelo sistema.

2. **Base de conhecimento:** Responsável por armazenar e estruturar todo o conhecimento sobre o domínio de uma aplicação. São os fatos e dados que representam o conhecimento do especialista. Informalmente, uma base de conhecimento é um conjunto de sentenças, em que cada sentença representa alguma asserção sobre o mundo. Normalmente cada sentença segue o formato das regras ("**SE... ENTÃO**") citadas anteriormente.

3. **Mecanismo de inferência:** Responsável pela busca e manipulação do conhecimento armazenado, podendo utilizar regras heurísticas já implementadas, esquemas de raciocínio ou inferências. Normalmente implementa os algoritmos que decidirão quais regras serão satisfeitas pelos fatos ou objetivos. Posteriormente prioriza e executa as regras que tiverem maior prioridade.

4. **Interface com o usuário:** Responsável pela explanação e interação com o usuário final por meio de uma linguagem natural.

Figura 3 – Esquema clássico de um sistema especialista, típico de numerosas áreas de aplicação da inteligência artificial

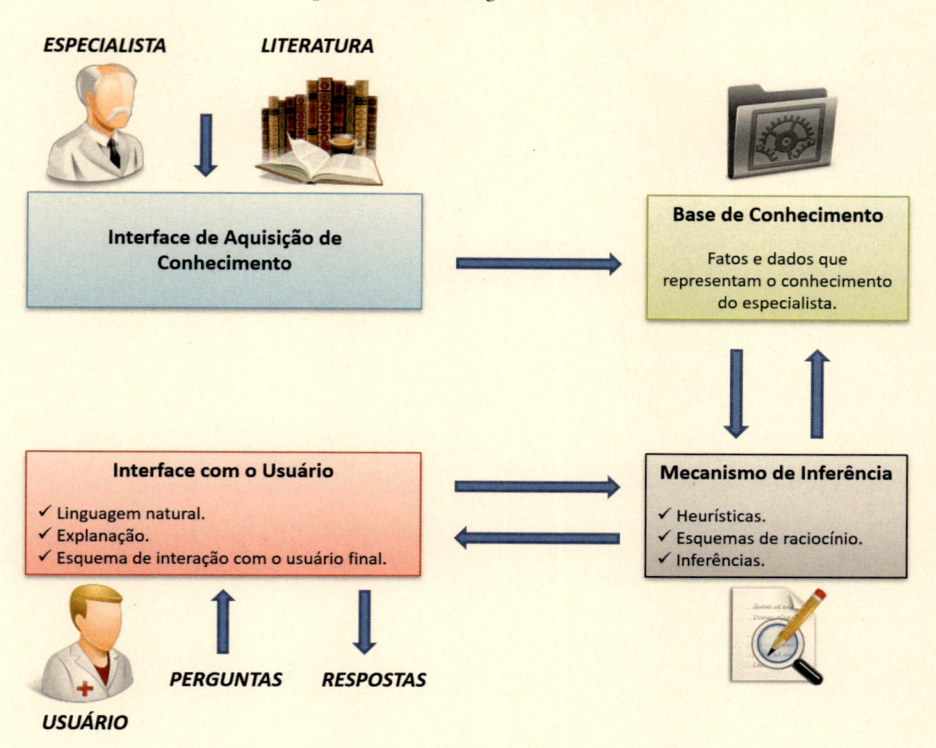

Fonte: adaptado de Mendes (1997)

Um requisito esperado nos SE de apoio à decisão médica é que estes consigam representar a incerteza e imprecisão que se encontram inerentes no processo de diagnóstico (por exemplo: anamnese, testes laboratoriais etc.), e assim possam se aproximar ou representar mais fidedignamente o raciocínio médico, de modo que possa chegar ao resultado, que é o diagnóstico, com um grau de certeza tanto quanto o especialista é capaz de fazê-lo. (LINARES, 1997).

## Vantagens da utilização de Sistemas Especialistas

Um sistema baseado em conhecimento pode interagir com o usuário, buscando apenas as informações que são úteis na resolução de problemas específicos, reduzindo o tempo de busca.

Pelo fato de o sistema possuir inteligência e conhecimento, existem algumas vantagens diferentes em relação aos modelos tradicionais (MENDES, 1997):

- O conhecimento do especialista pode ser distribuído: pode ser compartilhado por um grande número de pessoas;
- Melhora a produtividade e desempenho de seus usuários devido ao vasto conhecimento;
- Reduz o grau de dependência que as organizações mantêm quando falta um especialista;
- É adequado para treinamento de grupos de pessoas;
- Não é influenciado por elementos externos a ele: elimina erros devido à pressão do ambiente.

## Evolução dos Sistemas Especialistas

Os sistemas de apoio à decisão clínica (SAD) tiveram um momento de auge nos anos 70 com os primeiros experimentos utilizando técnicas bayesianas e encadeamento de regras. Os resultados não eram ruins, ao contrário, eram promissores. Mas os sistemas especialistas empacaram, continuaram apenas como objeto de estudo acadêmico, com alguns exemplos interessantes disponíveis publicamente na internet, mas sem uso prático extensivo. Um dos motivos alegados para este fato foi o receio paralisante de que os produtores de software de apoio à decisão pudessem ser responsabilizados por 'erros médicos' provocados, mesmo que indiretamente, pelo uso, ou mau uso, dos sistemas. Com a tradição norte-americana de seguros e indenizações vultosas por erros médicos, os fornecedores de software julgaram arriscado assumir riscos nesse mercado. O assunto parecia esquecido, mas, nos últimos anos, o interesse pelos sistemas de apoio à decisão clínica está sendo retomado pelo caminho da integração com outras ferramentas de prontuário eletrônico e com maior abrangência (CARNEIRO, 2009).

O sistema especialista **não** foi feito para substituir o médico especializado em determinada área, mas para ajudar o clínico geral do pronto-socorro de uma pequena cidade a diagnosticar corretamente uma doença.

"Quanto menos avançado é o centro médico, mais se precisa de apoio à decisão", diz Sigulem (CARDOSO, 1994).

## Do ponto de vista ético

É vedado ao médico prescrever tratamentos sem exame direto do paciente. A exceção acontece em casos de urgência e, mesmo assim, a consulta deve acontecer assim que terminado o impedimento. A determinação está no artigo 37 do Código de Ética Médica e foi enfatizada na Resolução 1.974/11, do Conselho Federal de Medicina (CFM), que atualiza regras para divulgação de serviços prestados.

[...]

Segundo o presidente do Conselho Regional de Medicina do Estado de São Paulo (CREMESP), Renato Azevedo Júnior, por consulta médica entende-se anamnese, exame físico, diagnóstico e proposta de tratamento. "É uma infração ética prescrever qualquer procedimento ou mesmo dar uma segunda opinião sem examinar diretamente o paciente" ...

O 1º secretário do CFM, Desiré Callegari, comenta que a realização de consulta à distância deve ser denunciada como má prática, independentemente da evolução do paciente. "É permitido prestar esclarecimentos a respeito de doenças ou procedimentos, como um serviço genérico a leigos. De forma nenhuma o médico pode se debruçar sobre um caso verídico sem examinar o paciente e dizer, ainda que em tese, qual o diagnóstico e tratamento", continua.

Até a telemedicina, cuja regulamentação está em análise no CFM, sempre necessita de atendimento médico presencial. "Este recurso é usado, por exemplo, quando o generalista de uma região distante tem dúvida sobre um caso e recebe o auxílio de um colega mais bem capacitado, por meio de teleconferência. Ninguém vai ensinar um leigo a fazer um procedimento com ajuda de equipamentos visuais", explica Callegari.

Segundo Christina Hajaj Gonzalez, presidente do Comitê de Psiquiatria na Associação Paulista de Medicina (APM), em tratamentos prolongados, é plausível ajustar a medicação à distância, se o paciente já tiver sido examinado pessoalmente. Quando feito pela internet, o contato deve se restringir ao diálogo.

[...]

"A relação médico-paciente é insubstituível. Interferências podem induzir a conclusões errôneas". (CENÇO, 2011, p. 36-37).

## Computação cognitiva

A computação cognitiva envolve sistemas de autoaprendizagem usando aprendizado de máquina, reconhecimento de padrões e processamento de linguagem natural para imitar a operação dos processos de pensamento humano.

O objetivo da computação cognitiva é criar modelos computadorizados automatizados que possam resolver problemas sem assistência humana (KRITTANAWONG; ZHANG *et al.*, 2017).

O sistema de computador chamado **Watson** é uma plataforma de serviços cognitivos da IBM para negócios (Watson, 2020). Foi criado para auxiliar profissionais, desenvolvedores, *startups* e empresas a construírem sistemas cognitivos que possam melhorar processos, interações e ações.

Ele foi apresentado mundialmente em 2011, durante um programa americano de perguntas e respostas chamado *"Jeopardy!"*. Na época, ele foi um dos participantes e desafiou dois grandes vencedores da história do *quiz*. Na ocasião, ele apenas conseguia ler textos e responder perguntas. Hoje, já possui diferentes serviços como reconhecimento e análise de vídeos e imagens; interação por voz; leitura de grandes volumes de textos; criação de assistentes virtuais; entre outros. Esse sistema da IBM está disponível em nuvem, portanto não se trata de um supercomputador, um robô ou um hardware de grandes proporções, e sim uma plataforma.

É um sistema para processamento avançado, recuperação de informação, representação de conhecimento, raciocínio automatizado e tecnologias de aprendizado de máquinas.

O sistema foi escrito em diversas linguagens de programação, incluindo **Java**, **C++** e **Prolog**.

De acordo com a IBM, "mais de 100 técnicas diferentes são utilizadas para analisar a linguagem natural, identificar origem, localizar e gerar hipóteses, localizar e marcar evidências e juntar e ordenar hipóteses."

As fontes de informação do Watson são enciclopédias, dicionários, artigos e trabalhos literários. Além disso, o Watson também usa bases de dados, ontologias e taxonomias.

Em média, o Watson consegue processar 500 gigabytes, <u>o equivalente a um milhão de livros por segundo</u>.

Atualmente o Watson é utilizado por empresas do mundo todo, nos mais diversos ramos, principalmente na Medicina, Finanças e atendimentos.

# Capítulo 2

# PRINCÍPIOS BÁSICOS

*Nem tudo pode ser provado. Já que, de outra maneira, a cadeia das provas seria interminável. Como temos de começar nalgum sítio, começamos com coisas que admitimos, mas que são indemonstráveis.*

**(Aristóteles)**

De origem grega, a palavra "diagnóstico" significa discernir ou distinguir. Dentro do contexto médico, é "uma série de procedimentos de ordem intelectual e operacional através dos quais se obtém uma resposta a um problema clínico", conforme definido por Mason e citado por Andrade (1999).

Nesse sentido, esta é a metodologia adotada pelos médicos no processo de obtenção do diagnóstico do paciente:

1. Entrevista médica (anamnese), em que são enumerados os sinais e sintomas do paciente.

2. Exame físico do paciente, como complementação da história clínica.

3. Definição das hipóteses diagnósticas, fazendo um ranking das hipóteses mais prováveis. Isso serve para nortear os passos seguintes.

4. Comprovar a hipótese diagnóstica mais provável utilizando-se de exames complementares (laboratoriais e/ou de imagem). Eles servirão para confirmar ou refutar a hipótese levantada. Se confirmado o diagnóstico, iniciar o tratamento; caso contrário, as demais hipóteses serão analisadas.

Seguindo esse raciocínio, foi adotado o entendimento de filósofos e grandes pensadores (DREYFUS; DREYFUS, 1988), tais como:

David Hume (1711 - 1776):
*Dizia que a experiência poderia ser quebrada em elementos básicos.*

### Thomas Hobbes (1588 - 1679):
*Raciocinar é, na verdade, lidar com parcelas.*

### René Descartes (1596 - 1650):
*Afirmava que qualquer problema poderia ser dividido em seus elementos básicos e isoláveis; e o complexo poderia ser explicado em função de combinações regulares de tais elementos primitivos.*

### Immanuel Kant (1724 - 1804):
*Sustentava que todos os conceitos eram, na realidade, regras.*
*Ex.: Se tem quatro patas, late e balança o rabo, então é um cachorro.*

### Edmund Husserl (1859 - 1938):
*Argumentava que os conceitos eram hierarquias de regras, regras essas que continham outras regras subordinadas a elas.*
*Ex.: A regra para o reconhecimento de cachorros continha uma sub-regra para o reconhecimento de rabos.*

Nesse contexto, o objetivo básico e primordial do projeto foi destinado à aquisição do conhecimento médico; pois, sem ele, não haveria como raciocinar sobre qualquer hipótese diagnóstica.

# Capítulo 3

# ESTRATÉGIAS PARA AQUISIÇÃO DO CONHECIMENTO MÉDICO

*A excelência é fazer algo comum de maneira incomum.*
**(Booker Washington)**

A aquisição do conhecimento pode ser definida como o processo de extrair, estruturar e organizar o conhecimento oriundo de várias fontes. É a atividade inicial do processo de *Engenharia do Conhecimento* e é considerada o gargalo na construção de sistemas especialistas.

O objetivo é criar uma representação do conhecimento sobre o domínio e dos requisitos necessários.

De acordo com alguns especialistas, representa-se o conhecimento para posteriormente recuperá-lo, para raciocinar com ele e para adquirir mais conhecimento (RABUSKE, 1995).

## Linguagem simbólica

A linguagem é a expressão do pensamento e da experiência, sendo que a linguagem simbólica faz o uso de símbolos e representações para o estabelecimento da comunicação.

Em Informática, há a necessidade de se fazer uso de símbolos e/ou palavras para designar qualquer entidade[1] (exemplo: sintomas, doenças, medicamentos, exames etc.), pois a maioria das informações armazenadas nas tabelas do banco de dados estão no formato de números.

Em outras palavras, a linguagem simbólica serviria de "ponte" para estabelecer essa comunicação.

---

[1] Entidade é qualquer coisa (concreta ou abstrata), incluindo associações entre entidades, abstraídas do mundo real.

> A base de conhecimento médico usualmente:
> 1) Inclui um léxico[2] (vocabulário de termos permitidos); e
> 2) Especifica o relacionamento entre os termos desse léxico.

## Léxico (vocabulário de termos permitidos)

Num primeiro momento, visando a uma padronização ampla desse *"vocabulário de termos permitidos"* (léxico), foram incluídas <u>todas</u> as doenças e sintomas da <u>Classificação Internacional de Doenças</u> (tabela **CID 10**), em virtude de já estarem devidamente classificados por categorias e organizados de forma hierárquica.

A CID foi desenvolvida em 1993 e é publicada pela Organização Mundial de Saúde (OMS), com revisões periódicas. Ela contém a classificação das doenças e de uma grande variedade de sinais e sintomas, em que cada estado de saúde é atribuído a uma única categoria, à qual corresponde um código (contendo até seis caracteres).

A seguir, foi incorporada a tabela fornecida pelo <u>departamento de Informática do Sistema Único de Saúde do Brasil</u> (**Datasus)**, onde estão incluídos de forma padronizada e unificada os **medicamentos**, **exames** e **procedimentos médicos** (clínicos e cirúrgicos); todos também já devidamente classificados por categorias e organizados de forma hierárquica.

Complementando esse conhecimento semântico, também foram incorporados nesse léxico (*dicionário*) os vocábulos rotineiramente utilizados na prática médica e que ainda não estavam presentes nessas duas tabelas anteriores.

Visando tornar o projeto confiável e fidedigno ao domínio de interesse, foram utilizados como fontes de conhecimento apenas livros, periódicos e sites médicos de instituições renomadas.

## Relacionamento entre os termos do léxico

O passo seguinte foi a elaboração dos respectivos relacionamentos entre todos esses itens entre si, ou seja, os relacionamentos existentes entre as doenças, sintomas, medicamentos, exames, procedimentos médicos e tratamentos.

Esse assunto será o foco do próximo capítulo.

---

[2] Quanto maior for o vocabulário (conjunto de palavras), maior a possibilidade de escolha da palavra mais adequada ao intento expressivo.

# Capítulo 4

# AS RELAÇÕES DEFINEM O MUNDO

*A mudança não assegura necessariamente progresso,*
*mas o progresso implacavelmente requer mudança.*
**(Henry S. Commager)**

Basicamente, tudo que existe na mente humana possui uma relação.

Não se pode conceber a existência de qualquer objeto no mundo sem que ele tenha uma relação no tempo e espaço. Em resumo: tudo é relação. A relação entre os objetos é o que os define no mundo.

"O conhecimento depende da distinção entre os atributos dos objetos do mundo. Sem a distinção, sem o relacionamento, não há conhecimento. Relação define, portanto, conhecimento!" (KREPSKY, 1999, p. 20).

Porém relação não é o conhecimento em si, mas um fator fundamental para que o conhecimento exista.

Seguindo esse raciocínio, é natural transpormos isso para a área médica, levando-se em consideração todas as relações existentes entre as doenças e suas possíveis causas e consequências.

Na área de Informática, a ferramenta ideal para lidar com esses relacionamentos são os chamados bancos de dados relacionais.

## Banco de dados relacional

Um banco de dados é uma aplicação que permite armazenar e obter de volta dados com eficiência.

Os bancos de dados relacionais surgiram em meados da década de 1970, e o que os torna relacionais é a maneira como os dados são armazenados e organizados no banco de dados.

Num banco de dados relacional, todos os dados são guardados em tabelas.

Uma tabela é uma simples estrutura de linhas e colunas. E um banco de dados pode conter uma ou centenas de tabelas.

As tabelas associam-se entre si por meio de regras de relacionamentos, que consistem em associar um ou vários atributos de uma tabela com um ou vários atributos de outra tabela (Figura 4).

Figura 4 – Esquema ilustrativo de como seriam as relações entre tabelas (Doenças e Sintomas) num banco de dados relacional

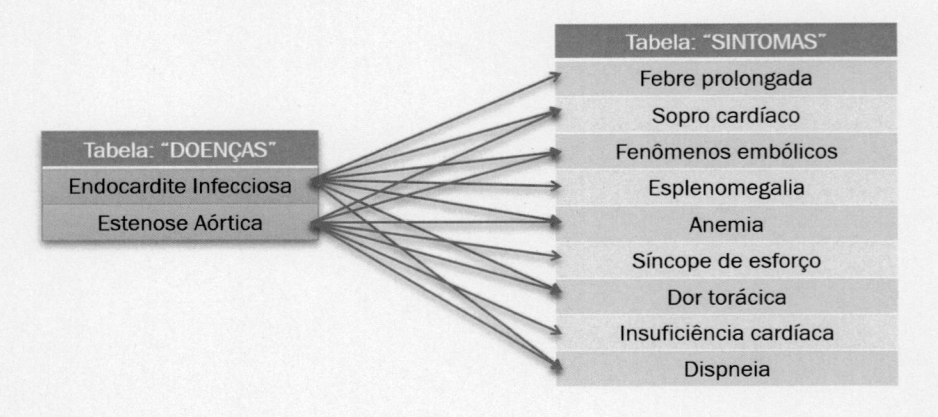

Fonte: o autor

Apenas dados que tenham sido *"normalizados"* podem ser considerados relacionais.

A normalização de dados é o processo de organização de campos e tabelas em um banco de dados relacional visando minimizar a redundância dos dados e possibilitar um maior desempenho nas pesquisas.

A linguagem-padrão dos Bancos de Dados Relacionais é a *Structured Query Language*, ou simplesmente **SQL**, como é mais conhecida.

# Capítulo 5

# O PROBLEMA DO COMPARTILHAMENTO DE DADOS

*Se enxerguei mais longe foi porque estive nos ombros de gigantes.*
**(Isaac Newton)**

Uma das grandes dificuldades ao se iniciar qualquer projeto na área médica é lidar com palavras diferentes, mas que possuem o mesmo significado. Isso é válido tanto para as doenças (com seus famosos epônimos) quanto para os sinais/sintomas, exames complementares, medicamentos ou procedimentos médicos.

Figura 5 – Caricatura ilustrando uma das dificuldades no compartilhamento de dados, onde palavras semelhantes podem conter significados diferentes.

Tradução: *"Sinto muito, o computador cometeu um erro. Você não é influente, você está com influenza."*

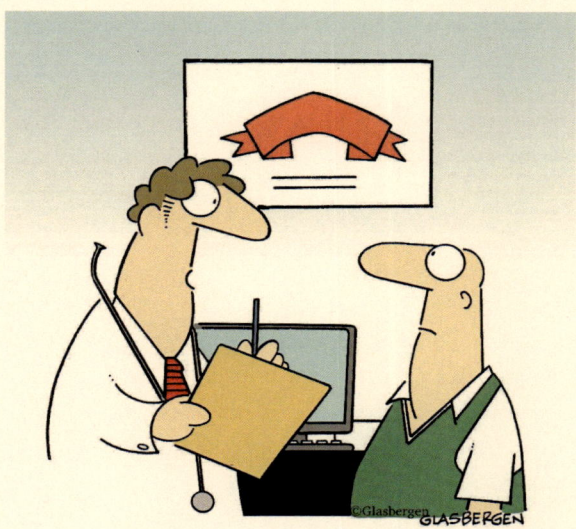

"I'm sorry, the computer made an error.
You're not influential, you have influenza."

Fonte: Glasbergen (publicação autorizada pelo detentor do direito autoral)

Pensando nisso, é imprescindível a criação de tabelas contendo os possíveis sinônimos para todos os itens. Isso evita a duplicidade dos dados e mantém a integridade do banco de dados relacional.

Figura 6 – Tela de exemplo do sistema contendo palavras sinônimas para o mesmo medicamento

| Palavras sinônimas |
| --- |
| Ácido Fólico |
| Folato |
| Vitamina B9 |
| 1 |

Fonte: o autor

Esse processo visa aumentar a interatividade com o usuário e facilitar a localização de itens.

Exemplo de uma regra (argumento) utilizando-se sinônimos:

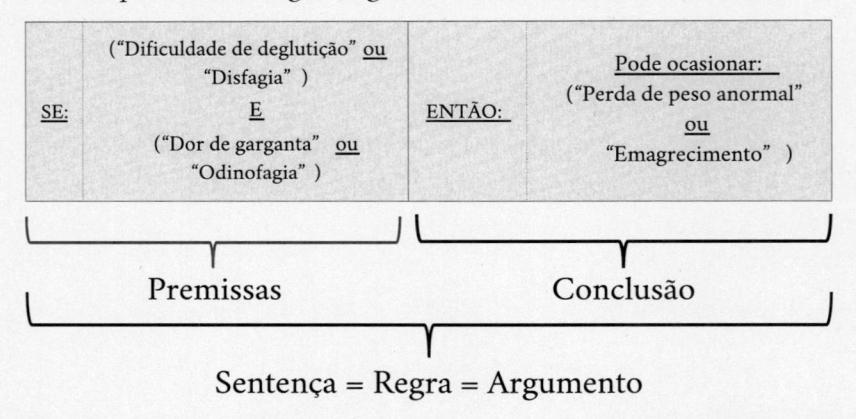

Um argumento[3] é um conjunto de proposições[4].

Cada argumento (regra) contém em sua estrutura pelo menos duas proposições: sendo que uma proposição é a **Premissa** (referida como *evidência*) e a outra proposição é a **Conclusão** (*hipótese* baseada nessa premissa ou premissas).

Lembrando que as hipóteses (conclusões) de uma regra podem se tornar evidências (ou premissas) numa outra regra.

Portanto, raciocinar ou inferir é retirar conclusões a partir das premissas.

---

[3]  Alguns autores utilizam a palavra *"argumento"* como sinônimo de *"sentença"* para designar uma regra.

[4]  Proposições são afirmações de que tal situação está ocorrendo.

# Capítulo 6

# OBJETOS, CATEGORIAS E HERANÇAS

*O difícil nós fazemos agora, o impossível leva um pouco mais de tempo.*

**(Ben Gurion)**

## Objetos e categorias

Na vida real, um objeto é qualquer entidade à qual podemos dar um nome. Em programação orientada a objetos, é uma instância (ou seja, um exemplar) de uma classe.

Uma classe (categoria) é um conjunto de objetos com características similares.

Uma maneira de representar uma base de conhecimento é usar um modelo de objeto (geralmente chamado de ontologia) com classes, subclasses e instâncias.

Ontologias são utilizadas como uma forma de representação de conhecimento sobre o mundo ou alguma parte deste, em que podem ser realizadas inferências sobre os objetos deste domínio.

Ontologias geralmente contêm representações e descrições de:

* *Objetos* básicos encontrados no domínio;
* *Classes (categorias)*: conjuntos, coleções ou tipos de objetos;
* *Atributos*: propriedades, características ou parâmetros que os objetos podem ter e compartilhar;
* *Relacionamentos*: as formas como os objetos podem se relacionar com outros objetos.

Cada objeto é capaz de armazenar estados por meio de seus atributos (por vezes referidos como *"campos"*, *"membros de dados"* ou *"propriedades"*).

Os atributos indicam as possíveis informações armazenadas por um objeto de uma classe.

Exemplo: na classe "Doenças", o objeto "Hepatite viral" teria como atributos "Sintomas", "Exames", "Medicamentos" etc.

> A organização de objetos em categorias é uma parte vital da representação do conhecimento. Embora a interação com o mundo ocorra no nível de objetos individuais, *uma grande parte do raciocínio tem lugar no nível de categorias*. (RUSSEL; NORVIG, 2004, p. 311).

## Heranças

Herança é um dos pontos-chave da programação orientada a objetos, ou seja, é baseada no princípio de que classes compartilham atributos e métodos, através de "heranças".

A ideia de herança é facilitar a programação ao reduzir a replicação de códigos. Em uma base de dados de conhecimento, as ocorrências de uma classe devem ter todas as propriedades de classes mais gerais das quais são membros.

Exemplo: o objeto *"Hepatite viral crônica **B**"* herdaria todos os atributos e características do objeto *"Hepatite viral crônica"*, que, por sua vez, herdaria também todos os atributos e características do objeto *"Hepatite viral"*, e este herdaria as especificações do grupo *"Hepatites"*.

Figura 7 – Tela de exemplo onde são mostradas algumas doenças (objetos) distribuídas hierarquicamente em suas categorias

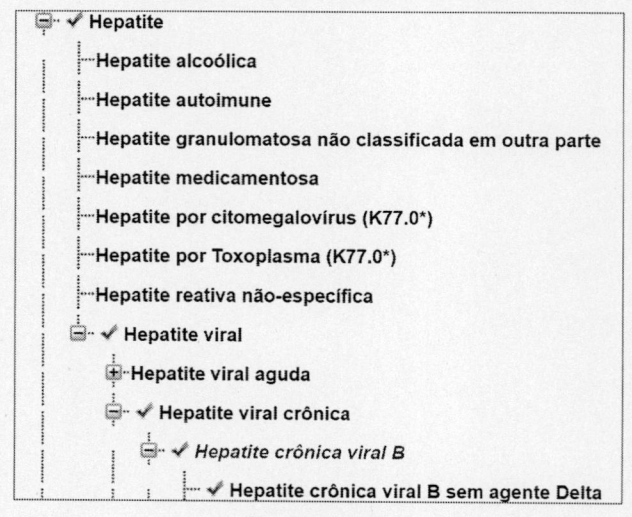

Fonte: o autor

Tendo em vista que o raciocínio médico é mais baseado em probabilidades (ANDRADE, 1999) e que existem métodos para representar a imprecisão e/ou incerteza, torna-se interessante adotar o uso das Redes de Bayes, visando a uma inferência mais aproximada em relação à realidade. Assim, vamos começar a discorrer sobre imprecisão e incerteza.

# Capítulo 7

# O PROBLEMA DA IMPRECISÃO

*É impossível eliminar a incerteza: o máximo que podemos fazer é reduzi-la a um leque finito de alternativas mais prováveis.*

**(Bertrand Russell)**

## Raciocínio impreciso e incerto

A incerteza e a imprecisão das informações podem ser consideradas como a falta de informação adequada para a tomada de decisão. Tratar um problema impreciso ou incerto como preciso e determinístico pode impedir o encontro da melhor decisão podendo igualmente causar uma má decisão. Na medicina, a incerteza pode impedir o melhor tratamento para um paciente ou contribuir para uma terapia incorreta.

Um número de teorias foram criadas para o tratamento da incerteza e imprecisão. Estas incluem probabilidade clássica, probabilidade Bayesiana, teoria de Dempster-Shafer e a teoria de conjuntos nebulosos de Zadeh.

Um requisito esperado nos SE de apoio à decisão médica é que estes consigam representar a incerteza e imprecisão que se encontram inerentes no processo de diagnóstico (por exemplo: anamnese, testes laboratoriais, etc.), e assim possam se aproximar ou representar mais fidedignamente o raciocínio médico, de modo que possa chegar ao resultado, que é o diagnóstico, com um grau de certeza tanto quanto o especialista é capaz de fazê-lo.

Diz-se que existe incerteza numa informação quando não se tem certeza absoluta dela ser verdadeira ou não. Geralmente é representado por um valor numérico que indica o grau de certeza. Este valor pode encontrar-se no intervalo de [0, 1], onde 1 indica que se está certo de que o fato é verdadeiro e 0 indica que se está certo de que o fato não é verdadeiro. (LINARES, 1997, p. 37).

As informações clínicas iniciais dos pacientes são frequentemente imperfeitas, subjetivas ou não específicas. E mesmo assim os médicos ainda são capazes de chegar a conclusões a respeito desses dados.

Segundo Sir William Osler [*apud* Correia e Correia (2017, p. 3)], a "medicina é a arte da incerteza e a ciência da probabilidade".

Geralmente as possíveis hipóteses diagnósticas são numerosas.

Hipótese, para a estatística, é o termo utilizado para alguma proposição da qual sua verdade ou falsidade não é conhecida, mas está assegurada com base em alguma evidência.

## Raciocínio médico

A certeza diagnóstica não é matemática, é probabilística. O diagnóstico correto é o diagnóstico mais provável.

O raciocínio probabilístico é destinado a situações nas quais não se conhece todo o escopo do problema.

Segundo alguns especialistas, "A principal vantagem do raciocínio probabilístico sobre o raciocínio lógico é o fato de que agentes podem tomar decisões racionais mesmo quando não existe informação suficiente para se provar que uma ação funcionará." (PEARL, 2018, p. 22).

Thomas Bayes (1701–1761) foi um estatístico inglês, filósofo e ministro presbiteriano que ficou conhecido por formular um caso específico do teorema que leva o seu nome: o teorema de Bayes, o qual descreve a probabilidade de um evento, baseado em um conhecimento *a priori* que pode estar relacionado ao evento.

> Apesar da só recente divulgação do teorema de Bayes entre alguns médicos, é importante enfatizar que os médicos experientes sempre o empregaram, ainda que intuitivamente, em todas as etapas do processo diagnóstico. Quando os antigos clínicos afirmavam ser a clínica soberana, face aos exames laboratoriais, estavam, sem o saber, raciocinando bayesianamente. Quando afirmavam ser melhor pensar em doenças comuns, ainda que com manifestações atípicas, em lugar de manifestações típicas de raridades, estavam, intuitivamente, aplicando o teorema de Bayes. (ANDRADE, 1999, p. 542).

## Probabilidade condicional - Rede Bayesiana aplicada ao diagnóstico médico

A probabilidade condicional é vista como uma medida de crença (certeza) no evento, dadas todas as evidências disponíveis (FLORES; HÖHER *et al.*, 2000).

As probabilidades são números sem unidades. A teoria da probabilidade atribui a cada sentença (regra) um grau numérico de crença que varia entre 0 e 1.

O teorema de Bayes permite a construção de modelos de redes para raciocinar sob a incerteza, de acordo com as leis da teoria da probabilidade.

- Permite a representação do conhecimento em um domínio incerto.

- Pode ser usada para captar o conhecimento incerto de modo natural e eficiente.

Para explicar a regra de Bayes, é necessário assumir que os eventos de interesse são independentes[5] e mutuamente exclusivos.

Tudo isso significa que cada evento não afeta a probabilidade de que o outro aconteça e que cada evento não possa ter mais de um resultado.

De acordo com Russell e Norvig (2004), as inferências sobre as redes bayesianas podem ser realizadas de quatro maneiras distintas: 1) <u>Diagnósticos</u>: partindo dos efeitos para as causas; 2) <u>Causa</u>: partindo das causas para os efeitos; 3) <u>Intercausal</u>: entre causas de um efeito comum; 4) <u>Mistas</u>: combinação de dois ou mais tipos descritos acima.

---

[5] Embora essa suposição de independência seja obviamente problemática.

Figura 8 – Exemplo de rede bayesiana aplicada ao diagnóstico médico

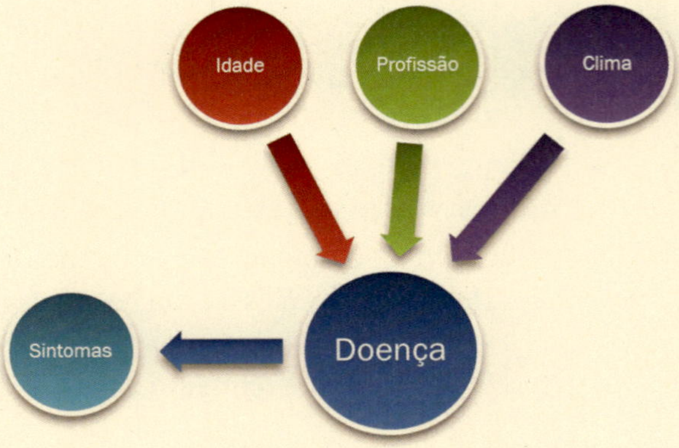

Fonte: adaptado de Karcher (2009)

Quando aplicadas em problemas de classificação de dados, passam a ser chamadas de classificadores bayesianos, os quais têm como objetivo descrever e distinguir classes: pode ser obtido um sistema de pesos ou pontuações, sendo atribuídas pontuações positivas para testes ou achados clínicos em função principalmente da **especificidade** (se presentes ou positivos) e pontuações negativas em função da **sensibilidade** (se ausentes ou negativos) (ANDRADE, 1999).

Essa proposta de se fazerem diagnósticos por meio de pontuações é vista com simpatia, pois é muito familiar aos médicos.

O teorema de Bayes permite calcular a probabilidade de uma hipótese, ou seja, ele divide a parcela do evento (sobre a qual desejamos calcular a probabilidade) pela probabilidade total do evento. Por exemplo, o fato de uma pessoa ter uma doença ser verdade, com base em um determinado evento.

$$P(D|E) = \frac{P(E|D) \; x \; P(D)}{[P(D) \; x \; P(E|D)] \; + \; [P(-D) \; x \; P(E|-D)]}$$

P(D|E): Probabilidade de ser uma Doença baseado num determinado Evento.

P(D): Probabilidade da Doença na população.

P(E|D): Probabilidade do Evento na Doença.

P(-D): Probabilidade que a população não tenha a Doença.

P(E|-D): Probabilidade que a população não apresente o Evento.

O teorema de Bayes transforma uma <u>crença prévia</u> (probabilidade *"a priori"*, probabilidade pré-teste), por meio da verossimilhança[6] (dados clínicos, resultado do exame), em uma <u>crença posterior</u> (probabilidade *"a posteriori"*, probabilidade pós-teste).

Na literatura estatística, a probabilidade P(D) é chamada de probabilidade *a priori*[7], pois na ausência de qualquer outra informação sobre um paciente a probabilidade de que ele tenha a doença é a fornecida por este valor. Em geral, este é um valor epidemiológico obtido a partir de estudos estatísticos com amostras contendo milhares de pessoas retiradas de uma população. Este valor é chamado de **Prevalência** (incidência) da doença na população.

Já a probabilidade que se deseja conhecer, P(D|E), é chamada de probabilidade *a posteriori*[8], pois será estimada <u>depois</u> que se sabe que o paciente tenha o Evento (E).

A dificuldade de se usar a Regra de Bayes como base de diagnósticos é que, em geral, é difícil obter boas estimativas das probabilidades necessárias.

Contudo a abordagem Bayesiana apresenta alguns inconvenientes:

• Só é matematicamente correta se os eventos respeitarem a independência estatística.

• Requer a existência de valores difíceis de obter – Probabilidades *a priori*.

• Não admite incerteza associada às evidências.

• Alguns problemas em que os dados ou a informação está continuamente a ser alterada é necessário recalcular as probabilidades.

• Em bases de conhecimento de dimensão apreciável, torna-se difícil efetuar alterações dado que se tem de verificar $P(H_1) + P(H_2) + ... + P(Hn) = 1$

(ROQUE, 2015)

---

[6] Razão de verossimilhança (*Likelihood ratio*) é uma forma de descrever o desempenho de um exame diagnóstico, pois resume sensibilidade e especificidade num só índice. Portanto, pode ser usada para calcular a probabilidade de uma doença com base no exame positivo ou negativo.
Razão de verossimilhança = Sensibilidade / (1 – Especificidade)

[7] Probabilidade *a priori* é também chamada de probabilidade <u>incondicional</u>. É o grau de crença acordado para a proposição *na ausência de quaisquer outras informações*.

[8] Probabilidade *a posteriori* é também chamada de probabilidade <u>condicional</u>.

Exemplo da Regra de Bayes:

Considerando que uma doença (D) acomete 0,1% da população (Probabilidade = 0,001) e supondo que um teste é capaz de identificar 99% das pessoas que efetivamente têm a doença, mas ele também é capaz de identificar incorretamente apenas 1% das pessoas que não têm a doença.

Isso quer dizer que um evento (resultado do exame) é compartilhado tanto por pessoas com a doença como por pessoas sem a doença (uma situação muito comum).

Portanto, dado que a pessoa tenha o exame (E) alterado, qual seria a probabilidade de que ela realmente tenha a doença?

Então tem-se o seguinte:

P(D): 0,001 (0,1%)

P(E|D): 0,99 (99%)

P(-D): 1 - P(D) = 0,999

P(E|-D): 0,01

$$P(E) = \frac{0,99x0,001}{[0,001x0,99] + [0,999x0,01]} = 0,09 = 9\%$$

Ou seja, caso a pessoa tenha o exame (E) alterado, haverá 9% de chances de que ela tenha a doença (D).

> Com base nesta estimativa, o médico pode definir uma estratégia para a solicitação de novos (e mais específicos) exames, visando verificar se de fato o paciente tem a doença.
>
> Caso se tivesse conhecimento das probabilidades a priori da ocorrência de todas as possíveis doenças D na população, e fossem conhecidas as probabilidades condicionais de ocorrência de todos os possíveis exames, em qualquer número, nas diferentes doenças, o uso da Regra de Bayes permitiria que se estimasse as probabilidades a posteriori de todas as doenças dados quaisquer exames apresentados por um paciente.
>
> Desta maneira, o trabalho de diagnóstico de um médico consistiria em refazer as contas da regra de Bayes a cada novo exame que fosse descoberto no paciente, para diagnosticar a doença mais provável (ROQUE, 2015).

*"A dificuldade de se usar a Regra de Bayes como base de diagnósticos é que, em geral, é difícil de se obter boas estimativas das probabilidades necessárias"* (ROQUE, 2015).

Em virtude disso, a cada novo evento inserido no banco de dados do projeto (seja uma doença, sintoma, exame etc.), caso não seja informada a probabilidade, o sistema calcula automaticamente uma média das probabilidades já informadas previamente para cada tipo de evento.

# Capítulo 8

# ELABORAÇÃO DE REGRAS MÉDICAS

*Dificuldades reais podem ser resolvidas; apenas as imaginárias são insuperáveis.*
*(**Theodore N. Vail**)*

Levando-se em conta que as regras de inferência são sentenças expressas como declarações do tipo "**SE... ENTÃO**", o passo inicial do projeto foi estabelecer que o tipo de relacionamento entre **Premissas** e **Conclusões** seria do tipo "*Pode ocasionar*" (Figura 9).

Figura 9 – Exemplo de sentença (regra) informando que, entre a **Premissa** e a **Conclusão**, o relacionamento é do **tipo** "Pode ocasionar"; ou seja, nesta regra está sendo afirmado que **SE** existir a doença "*Síndrome de Beckwith-Wiedemann*", **ENTÃO** ela "Pode ocasionar" outras doenças, tais como: *Macroglossia, Macrossomia fetal, Microcefalia* etc.

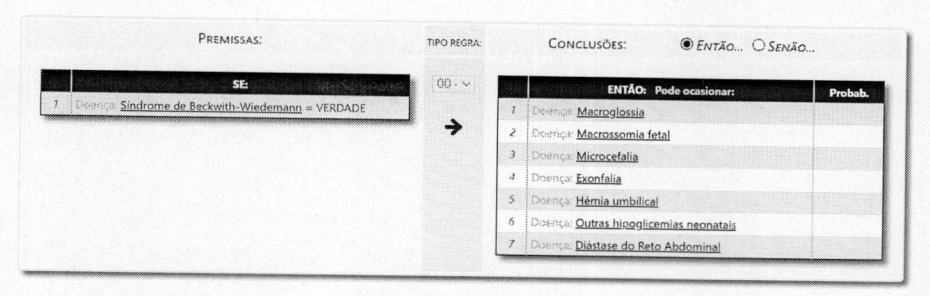

Fonte: o autor

Porém, tendo em vista que no mundo real existem diferentes **tipos** de relacionamentos entre os objetos, também houve a necessidade de transportar esse tipo de conceito para o projeto, ou seja, foi observada a necessidade de serem elaboradas regras que dessem uma melhor ideia do tipo de relacionamento existente entre as proposições das sentenças contidas na base de conhecimento, assim foram elaborados outros tipos de relacionamentos visando a uma melhor representação do conhecimento médico (Figura 10).

Figura 10 – Diferentes **tipos** de relacionamentos elaborados ao longo do desenvolvimento do projeto

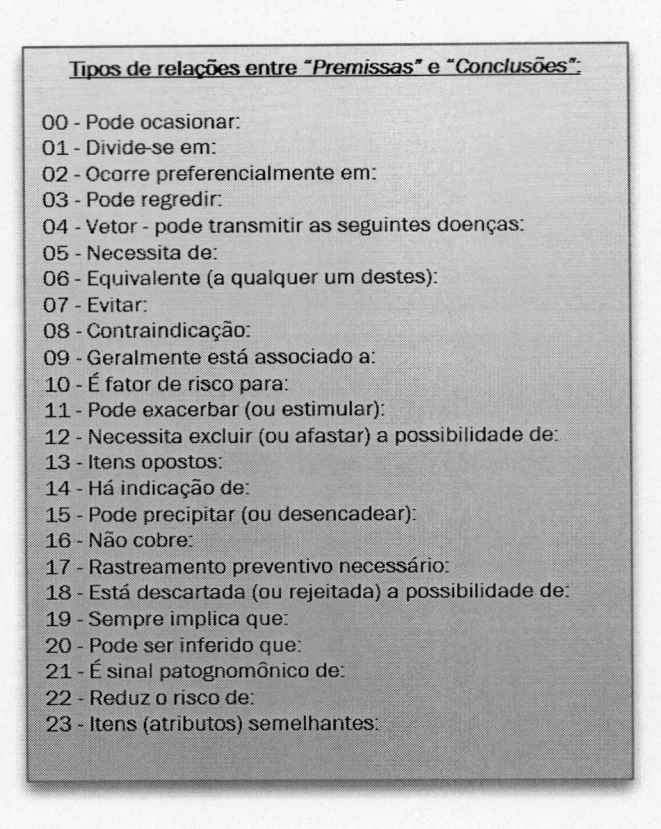

Fonte: o autor

Figura 11 – Outro exemplo de sentença (regra) informando que, entre a **Premissa** e a **Conclusão**, o relacionamento é do **tipo** "Pode exacerbar (ou estimular)", ou seja, **SE** existir a *"Doença de refluxo gastroesofágico"*, **ENTÃO** ela "Pode exacerbar (ou estimular)" a doença *Asma*.

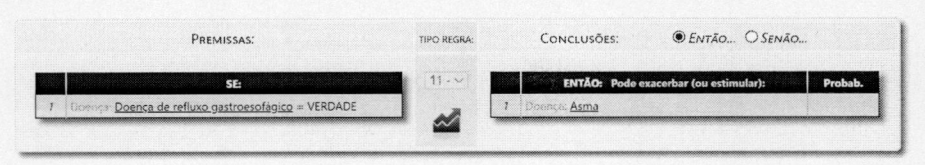

Fonte: o autor

Figura 12 – Outro exemplo de sentença (regra) informando que, entre a **Premissa** e a **Conclusão**, o relacionamento é do **tipo** "<u>Pode ser inferido que</u>", ou seja, <u>**SE**</u> existir a *"Doença renal em estádio final"*, <u>**ENTÃO**</u> "<u>Pode ser inferido que</u>" existam *Doenças isquêmicas do coração* (75% de probabilidade).

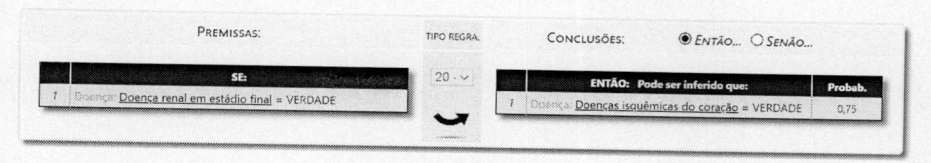

Fonte: o autor

# Capítulo 9

# PLANEJAMENTO E AÇÃO NO MUNDO REAL

*Os navios estão a salvo nos portos, mas não foi para ficar ancorados que eles foram criados.*
**(William Shedd)**

Segundo alguns autores (LINDEN, 2012), os problemas do mundo real podem ser resolvidos por intermédio de técnicas de busca, bastando definir onde o problema se inicia e o objetivo aonde se deseja chegar.

## Definindo a sequência das ações

Até agora foram discutidos eventos ou ações que são realizadas de modo imediato, sem levar em consideração um planejamento de ações que fossem realizadas de modo sequencial.

### 1. Algoritmos

Dentro da Ciência da Computação, um algoritmo é uma sequência finita de ações executáveis (processo ou conjunto de regras) que são seguidas para resolver um determinado tipo de problema.

Um algoritmo diz ao computador os passos específicos e em que ordem eles devem ser executados. São, portanto, o que permitem que os computadores trabalhem com dados e façam previsões a partir deles.

Fluxograma é uma representação esquemática (tipo de diagrama) de um processo ou algoritmo.

### 2. Protocolos médicos

São diretrizes médicas com o objetivo de orientar decisões e critérios relativos ao diagnóstico, manejo e tratamento em áreas específicas da saúde (MEDICAL..., 2018).

Estão em uso há milhares de anos durante toda a história da Medicina e devem ser baseados em evidência científica e considerar critérios de eficácia, segurança, efetividade e custo-efetividade das tecnologias recomendadas (PROTOCOLOS..., 2018). Desse modo, organizam e facilitam a tomada de decisões promovendo uma padronização das condutas médicas; com isso há uma diminuição do risco de erros e de eventos adversos. Portanto, servem como importante apoio na tomada de decisão pelo médico, uma vez que ele saberá exatamente qual conduta adotar diante de um determinado quadro clínico do paciente.

### 3. Árvores de decisão

**Grafos** são modelos matemáticos que representam relações entre objetos. São constituídos por um conjunto de Vértices e Arestas.

Por definição, uma "**árvore de decisão**" é um **grafo** simples conexo e sem ciclos.

Uma árvore de decisão usa métodos de ramificação para ilustrar um curso de ação e vários resultados, sendo considerado um fluxograma que ajuda a tomar decisões levando em consideração possíveis resultados. Ajuda a avaliar e analisar cenários e consequências que você normalmente não imaginaria (SMITH, 2017).

As árvores de decisão são uma excelente maneira de lidar com decisões complexas, que envolvem muitos fatores diferentes e geralmente envolvem certo grau de incerteza (GLEN, 2018).

Para que uma árvore de decisão seja eficaz, ela deve conter todas as possibilidades, ou seja, todas as vias possíveis e sequências de eventos. Além disso, os eventos devem ser mutuamente exclusivos; em outras palavras, se um evento acontece, o outro não acontece.

Aninhando passos condicionais, transformamos planos em árvores de decisão.

Vantagens:

- Uma árvore de decisão é fácil de entender e interpretar.
- A opinião e as preferências dos especialistas podem ser incluídas, assim como dados concretos.

- Pode ser usada com outras técnicas de decisão.
- Novos cenários podem ser facilmente adicionados.

**<u>Desvantagens:</u>**

- Se uma árvore de decisão for usada para variáveis categóricas com vários níveis, as variáveis com mais níveis terão mais ganho de informações.
- Os cálculos podem se tornar rapidamente muito complexos, embora isso geralmente seja um problema apenas se a árvore estiver sendo criada manualmente.

Figura 13 – Exemplo de uma árvore de decisão (sequência de ações) para detecção de síndromes de pré-excitação

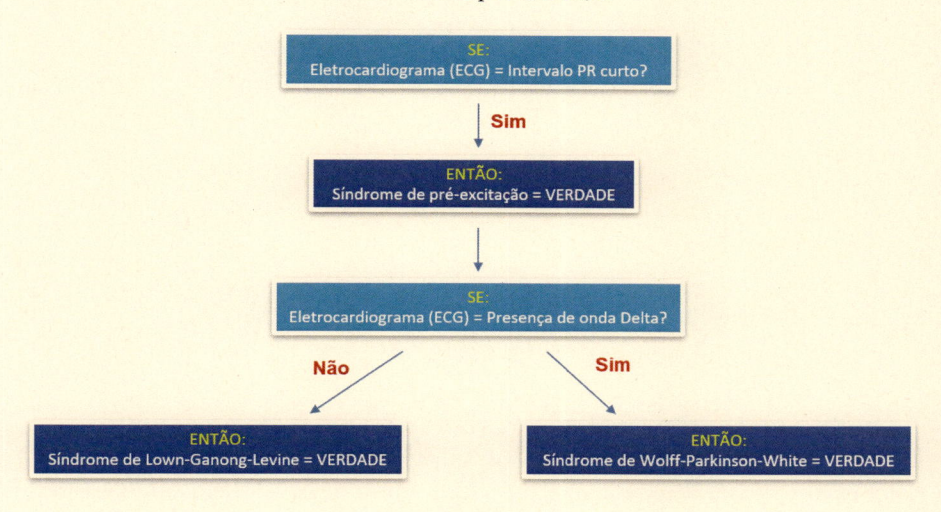

Fonte: o autor

*Como selecionar um algoritmo de árvore de decisão?*

Estes são os algoritmos mais populares para se construir uma árvore de decisão:

- **CART:** Foi desenvolvido pela primeira vez em 1984, e uma característica única dele é que ele só pode construir árvores binárias.

- **Algoritmo ID3:** O *"Iterative Dichotomiser 3"* (Dicotomizador Iterativo 3), também conhecido como **ID3**, é o "avô" dos algoritmos de árvore de decisão e foi desenvolvido em 1986 por Ross Quinlan, um pesquisador de aprendizado de máquina.

- **Algoritmo C4.5:** É o sucessor do algoritmo ID3 e foi inventado em 1993 por Ross Quinlan.

Existem algumas diretrizes (Tabela 1) que podem ser usadas para ajudar a restringir as escolhas (SMITH, 2017).

Uma *classificação* envolve um conjunto predefinido de classes, como homem ou mulher. Uma *previsão* (*regressão*) envolve um número contínuo, como o preço de uma casa.

- Se for uma *classificação* e a variável de resposta possuir duas classes (como homem ou mulher), utilizar um algoritmo de árvore de classificação padrão como CART ou ID3.

- Se for uma *classificação* e a variável de resposta possuir três ou mais classes (como banana, maçã e laranja), utilizar o algoritmo de árvore de classificação C4.5.

- Se for uma *previsão* e existir uma relação linear entre o preditor e a resposta, usar uma árvore de regressão-padrão como o CART; caso contrário, usar o C4.5.

Para prever um resultado com sucesso, um algoritmo de árvore de decisão deve construir uma árvore a partir de um conjunto de dados de treinamento, o que significa que deve decidir "como" dividir os dados. Em nosso cenário, nosso conjunto de dados continha vários "atributos" ou "preditores", e cada um deles continha seus próprios subconjuntos.

Para construir a árvore, o algoritmo precisa decidir qual "atributo" dividir primeiro e se tornar a cabeça da árvore, que tecnicamente é chamado de nó raiz. Então deve decidir o que dividir em segundo lugar, terceiro e assim por diante, a fim de desenvolver e construir os ramos da árvore.

Para decidir como dividir os atributos, um algoritmo usa uma medida chamada "pureza".

Num nível simples, um algoritmo seleciona nós para dividir com base no nível mais alto de "pureza".

Um algoritmo continua a dividir seus nós até que cada subconjunto seja 100% puro. Portanto, a "pureza" é uma medida de confiança em um determinado resultado.

### Como a árvore de decisão "decide" qual atributo (nó) será dividido?

Será selecionado o atributo (nó) com base no critério de "pureza", e, para calcular isso, o algoritmo usa dois conceitos principais (SMITH, 2017):

- *Entropia*: "pureza" de uma amostra (um <u>único</u> subconjunto).
- *Ganho de informação*: "pureza" do atributo (<u>todos</u> os subconjuntos juntos).

Tabela 1 – Vantagens e desvantagens de cada algoritmo para se construir uma árvore de decisão

| | CART | Algoritmo ID3 | Algoritmo C4.5 |
|---|---|---|---|
| **Vantagens** | Pode trabalhar com um conjunto de dados contínuo ou discreto. Isso significa que pode ser usado para classificação ou regressão. Pode trabalhar com dados incompletos. | Muito simples. Fácil de implementar. Há uma grande quantidade de documentação disponível para ajudar na implementação e elaboração por meio de questões. | Pode trabalhar com um conjunto de dados contínuo ou discreto. Isso significa que pode ser usado para classificação ou regressão e trabalhar com dados categóricos ou numéricos. Pode trabalhar com dados incompletos. Resolve o *overfitting* pela poda e o uso da Razão do Ganho. |
| **Desvantagens** | Só pode dividir em uma única variável. Suscetível a instabilidade. O método de divisão é tendencioso para nós com valores mais distintos. De modo geral, o algoritmo pode ser tendencioso para nós com mais valores ausentes. | Suscetível de *overfitting*[9]. Não manipula naturalmente dados numéricos. Não é possível trabalhar com valores ausentes. Os valores ausentes podem incluir dados que não estavam disponíveis, foram perdidos ou foram esquecidos. Os algoritmos da árvore de decisão lidam com valores ausentes de maneiras diferentes. | Constrói ramificações vazias com valores zero. Tende a construir árvores muito grandes com muitos subconjuntos. Suscetível de *overfitting*. |

Fonte: Smith (2017)

Entropia:

Definida como "quanta informação está sendo perdida". É a medida do grau de "desordem" de um sistema. Em outras palavras, quanto menos entropia, melhor. No contexto dos algoritmos da árvore de decisão, é um método comum usado para medir a pureza, e isso é feito medindo a incerteza de um único subconjunto.

---

[9] Também chamado de sobreajuste (do inglês: *overfitting*) é um termo usado em estatística para descrever quando um modelo estatístico se ajusta muito bem ao conjunto de dados anteriormente observado, mas se mostra ineficaz para prever novos resultados. É quando um modelo começa a memorizar dados de treinamento ao invés de aprender a generalizar a partir da tendência.

A entropia é medida em *bits*. Se uma amostra (subconjunto) é 100% homogênea, ela tem uma entropia de 0 (zero) *bits*.

Definições de "pureza" (SMITH, 2017):

- Pureza é uma métrica usada por uma árvore de decisão para decidir a ordem em que os nós serão divididos. A primeira divisão de nó é chamado de nó raiz, e os nós restantes são os que preenchem a árvore e criam sua forma. Se a "pureza" não fosse medida, o algoritmo não seria capaz de decidir qual nó seria dividido em primeiro lugar, em segundo lugar e assim por diante; e a árvore não seria criada.
- Pureza é uma medida da certeza.
- A certeza é uma medida da homogeneidade. A homogeneidade é uma medida de como os itens são semelhantes.

Tudo pode ser resumido da seguinte forma:

Menos Entropia = Menos perda de informações = Maior Certeza = Maior Pureza

Um algoritmo de árvore de decisão seleciona um nó para dividir com base na maior quantidade de certeza dentro de seus subconjuntos, o que significa que sempre procura pelo subconjunto com a menor quantidade de *bits*.

Fórmula da Entropia:

$$\text{Entropia} = - (P_{(+)} \times \log_2 P_{(+)}) - (P_{(-)} \times \log_2 P_{(-)})$$

"P" significa probabilidade. Na fórmula acima, significa a probabilidade no caso de o evento ser positivo $P_{(+)}$ e a probabilidade no caso de o evento ser negativo $P_{(-)}$.

Para medir a pureza de todos os subconjuntos juntos, é necessário obter o "ganho de informação".

Ganho de informação:

Permite medir a "pureza" de um único **atributo**, agregando essencialmente a medida "pureza" de seus **subconjuntos**.

Fórmula do ganho de informação:

Ganho de informação = entropia (principal) − [média entropia (subconjuntos)]

"principal" é definida pelas classes de destino iniciais.

Ao aplicar essa fórmula, o algoritmo está essencialmente perguntando o seguinte: "Se um nó específico é dividido, ele *aumenta* ou *diminui* a entropia?" Para responder a essa pergunta, a fórmula mede a diferença na entropia *antes* da divisão e *após* a divisão, e analisa o resultado.

Para calcular essa diferença, a fórmula subtrai a entropia média dos subconjuntos da entropia principal (também chamada de destino ou original) antes da divisão.

Escolha do melhor atributo (nó):

Para responder à pergunta anterior "Como escolher o melhor atributo", é usado o ganho de informação.

Em cada iteração do algoritmo, é escolhido o atributo que apresente um maior ganho.

### 4. Random Forests

É um algoritmo de aprendizado de máquina muito popular que pode ser usado para classificação e regressão.

Uma *random forest* (floresta aleatória) utiliza várias árvores de decisão para prever um resultado, e essa coleção de árvores é geralmente chamada de conjunto.

Isso está em contraste com o algoritmo da árvore de decisão, que usa apenas uma única árvore para prever um resultado. Ambos os algoritmos têm prós e contras.

Em uma *random forest*, cada árvore é construída exatamente da mesma forma como explicada anteriormente, com uma exceção: aleatoriedade. Cada árvore em uma *random forest* é construída a partir de uma seleção ou subconjunto "aleatório" de exemplos e atributos de treinamento.

Por último, existem várias maneiras pelas quais uma *random forest* faz sua previsão, mas a mais popular é selecionando o voto majoritário de todas as suas árvores.

# Capítulo 10

# SINOPSE

*O livro é um mudo que fala, um surdo que responde, um cego que guia,*
*um morto que vive.*
*(Padre Antônio Vieira)*

## Sequência dos processos adotados no projeto

De maneira geral, foi adotada a seguinte sequência de processos pelo sistema: fornecimento dos dados de entrada pelo usuário, busca em largura (visando incluir o maior número possível de diagnósticos), busca em profundidade (filtragem e refinamento da pesquisa) e exibição dos diagnósticos mais prováveis (Figura 14).

1. O usuário fornece os **dados de entrada** (sinais, sintomas, medicamentos, exames complementares ou procedimentos médicos já realizados pelo paciente). Nesse momento, o sistema acrescenta em sua base de dados de entrada os itens que são *semelhantes* ou *sinônimos* aos dados fornecidos. Também são inseridos os itens *ascendentes* e *descendentes* de cada dado fornecido. O objetivo é maximizar a busca em largura.

2. **Busca em largura:** O banco de dados, por meio de seus relacionamentos, faz a seleção de **todos** os <u>prováveis diagnósticos</u> que possam ser decorrentes de <u>qualquer um</u> dos dados de entrada (sejam eles oriundos dos dados semelhantes, sinônimos ou dos itens ascendentes ou descendentes). De certa forma, porém, o sistema se concentra somente nas hipóteses que são sugeridas por alguma evidência disponível, evitando assim uma sobrecarga computacional em processar outras informações que <u>não</u> possuem relevância.

3. **Busca em profundidade:**

a) Conferência com protocolos clínicos: Por meio de protocolos clínicos previamente armazenados, haverá uma interação com o usuário (na forma de perguntas ou de avisos pelo sistema) a fim de se avaliar a adoção de certas condutas já padronizadas ou protocoladas, presenças ou ausências de certas manifestações clínicas etc.

b) Verificação de regras, conferência com exames falso-positivos e diagnósticos diferenciais: Por meio de algoritmos, o sistema decide quais regras satisfazem os dados que o usuário forneceu, calculando e pontuando os diagnósticos mais prováveis do paciente.

c) Os diagnósticos são classificados ou ordenados de acordo com o número de achados ou pontuações obtidos. De modo geral, será feita uma filtragem dos diagnósticos mais prováveis (Regra de Bayes). Nessa fase, pode ser estipulado o número máximo de doenças a serem classificadas ou o tempo máximo para a execução dessa tarefa.

4. **Exibição** dos diagnósticos mais prováveis em ordem decrescente de probabilidade.

Figura 14 – Sequência resumida dos processos realizados pelo sistema

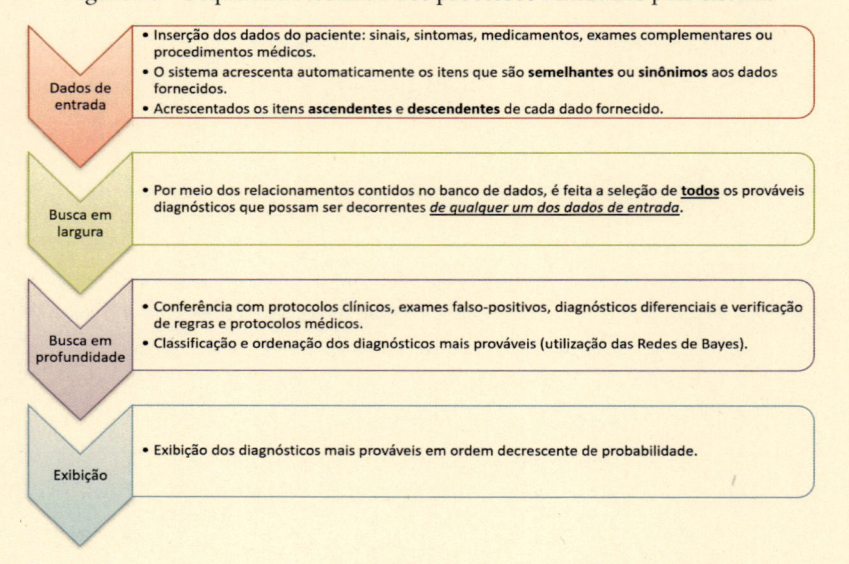

Fonte: o autor

## Diagnósticos mais prováveis distribuídos por categoria

De modo geral, todas as evidências serão combinadas visando sugerir um diagnóstico médico mais provável.

A conclusão desse diagnóstico médico recairá sobre quatro grandes categorias (Figura 15), ou seja, estar-se-á concluindo no final do processo que o diagnóstico será decorrente de uma **doença**, de um **medicamento**, de um **exame** alterado, ou até mesmo sendo decorrente de um **procedimento** médico realizado previamente. O principal diagnóstico será o que possuir a maior somatória das probabilidades.

Figura 15 – <u>Categorias de diagnósticos</u>: no final do processo, os possíveis diagnósticos serão decorrentes da somatória das evidências, ou seja, da somatória das probabilidades de cada um dos dados fornecidos sobre o paciente (exemplo: sintomas, exames, medicamentos, procedimentos etc.).

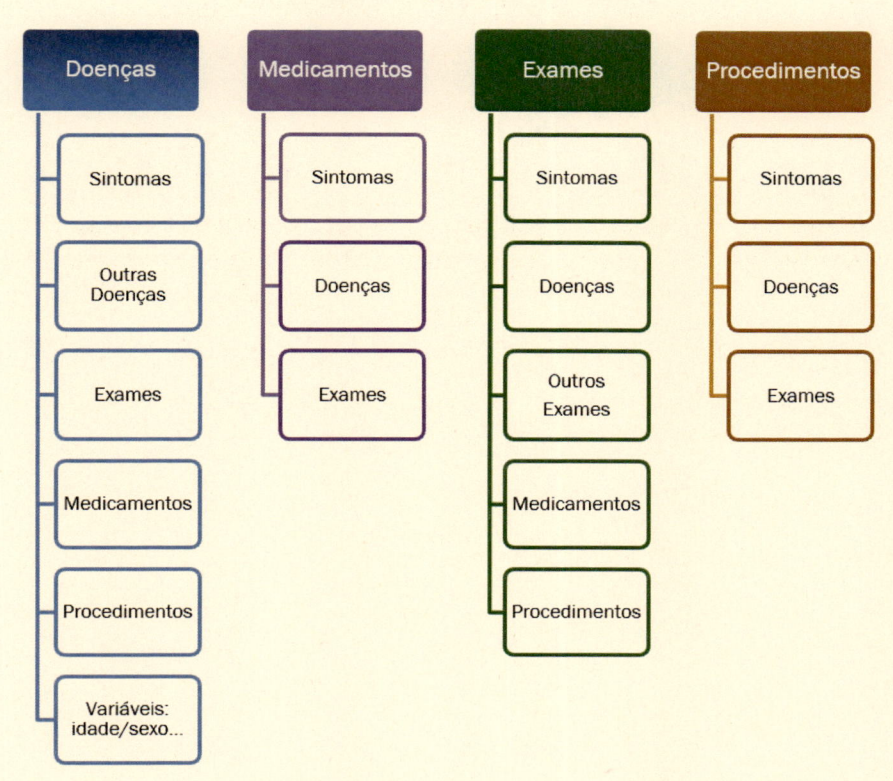

Fonte: o autor

## Tecnologias utilizadas no projeto

Visando a uma maior abrangência e rapidez na disseminação do conhecimento humano, o sistema está disponível em páginas na internet (www.danton.med.br).

Foi adotada a plataforma **.NET**, ou seja, as páginas na internet foram elaboradas em **ASP.NET** em combinação com as linguagens de programação **Visual Basic** e **JavaScript**.

Dentre os bancos de dados relacionais livres, um dos mais populares é o **MySQL**, o qual foi utilizado neste projeto. Ele possui código fonte aberto, é voltado para a internet (com suporte a múltiplas conexões), além de ser fácil de utilizar e possuir melhorias contínuas, realiza mais de 1 milhão de *queries* (consultas) por segundo e possui uma grande capacidade de armazenamento – maior que 118 Terabytes de dados (118.000.000.000.000 bytes), possibilitando, inclusive, o armazenamento de arquivos de áudio e vídeo, entre outros.

Figura 16 – Tela inicial do projeto (www.danton.med.br)

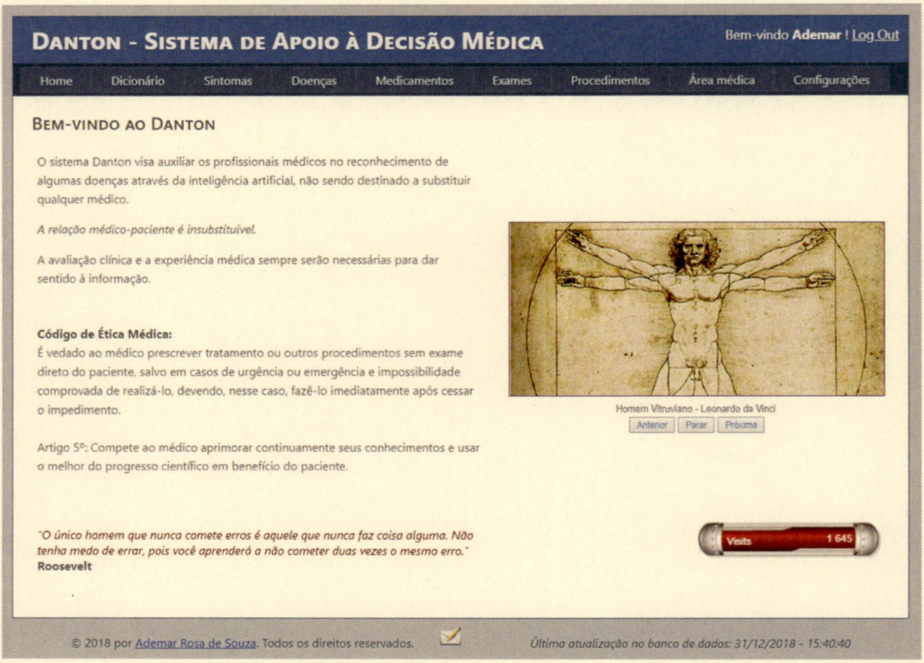

Fonte: o autor

Figura 17 – Página de "Imagens" do projeto (www.danton.med.br/Imagens.aspx)

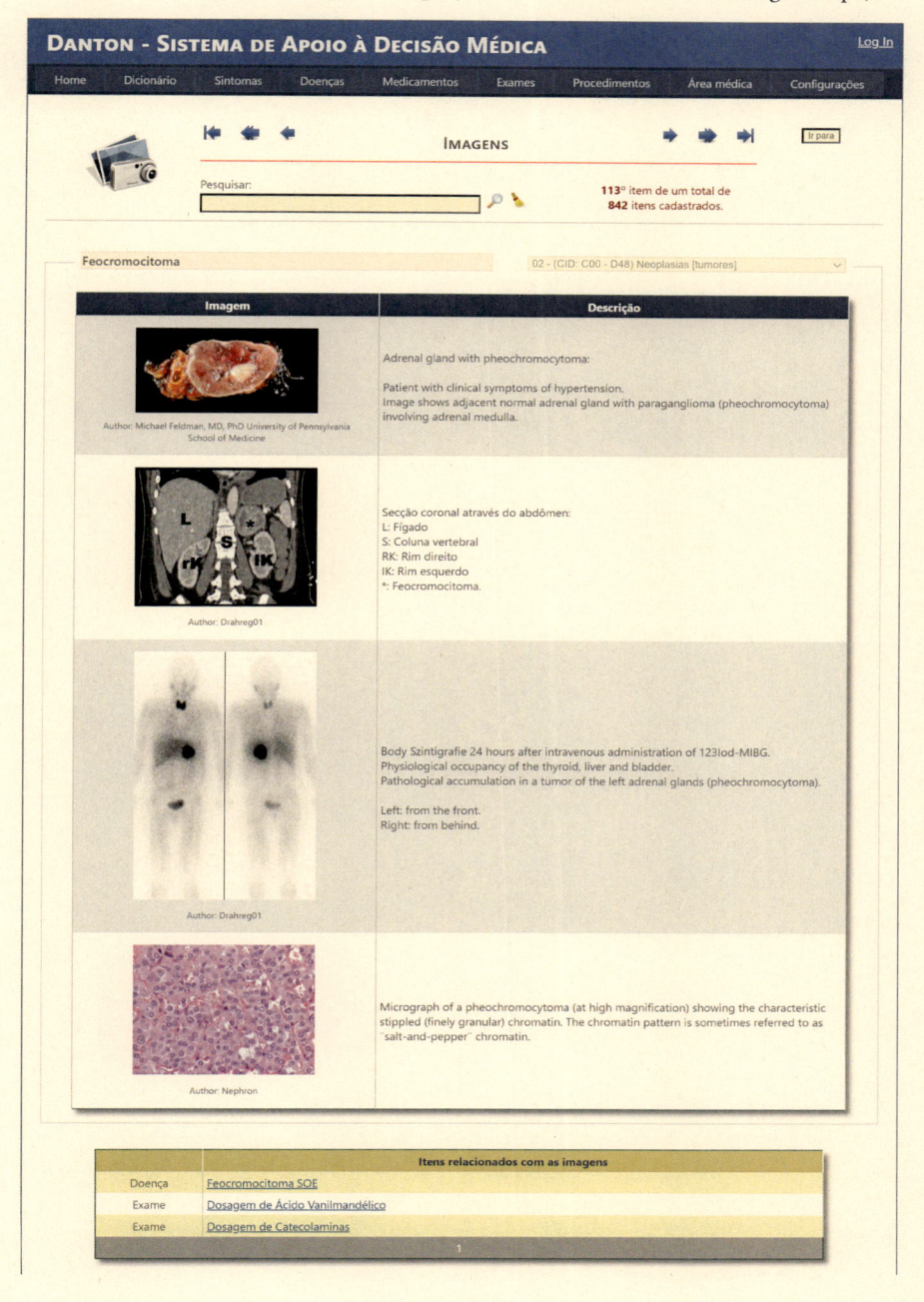

Fonte: o autor

Figura 18 – Exemplo fictício de um paciente e seus sintomas, com uma lista de prováveis doenças em ordem decrescente de probabilidade

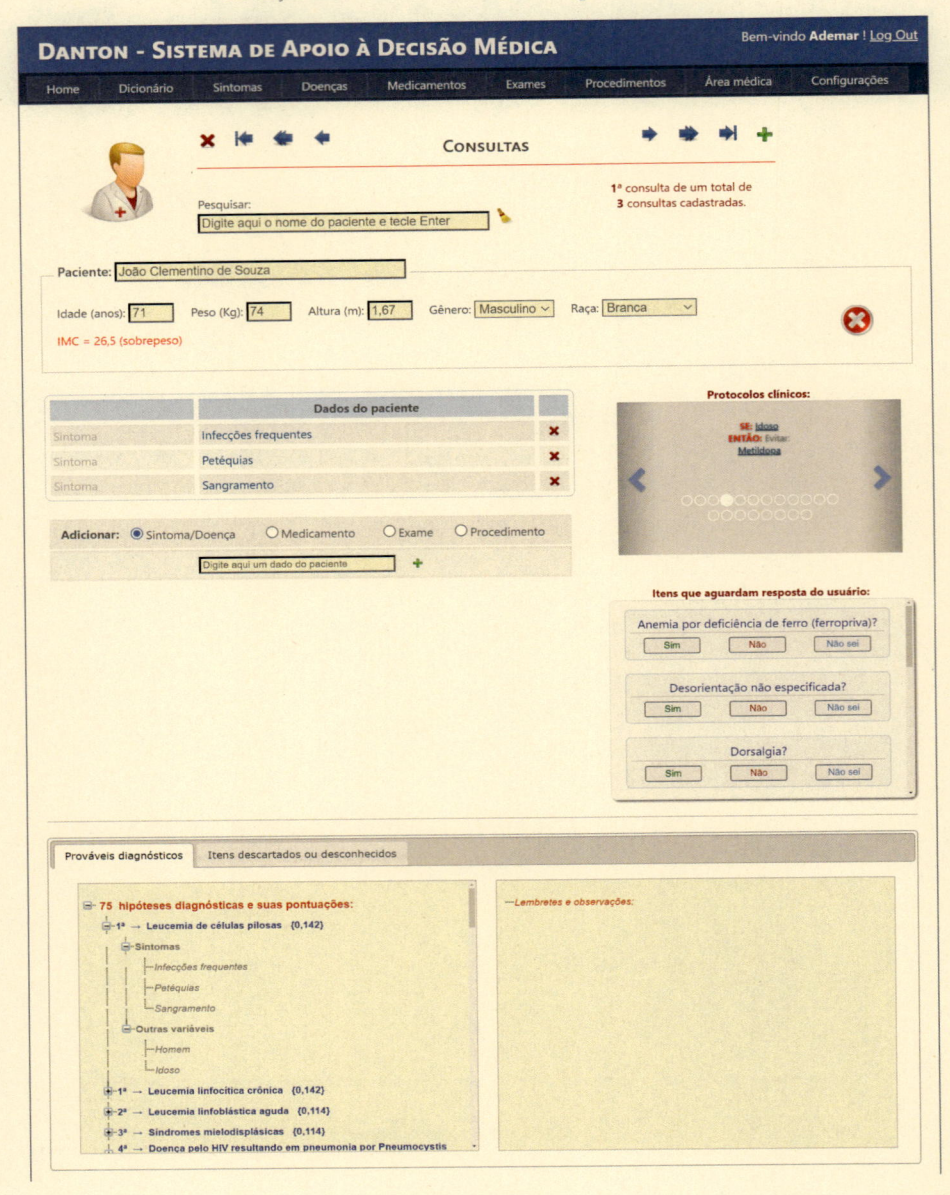

Fonte: o autor

Esse é um sistema de apoio à decisão médica, e não um sistema de decisão. Portanto, deve ser utilizado apenas como um adjuvante nas tomadas de decisões.

Apenas médicos devidamente registrados em seus Conselhos Regionais de Medicina estarão autorizados a utilizar o sistema.

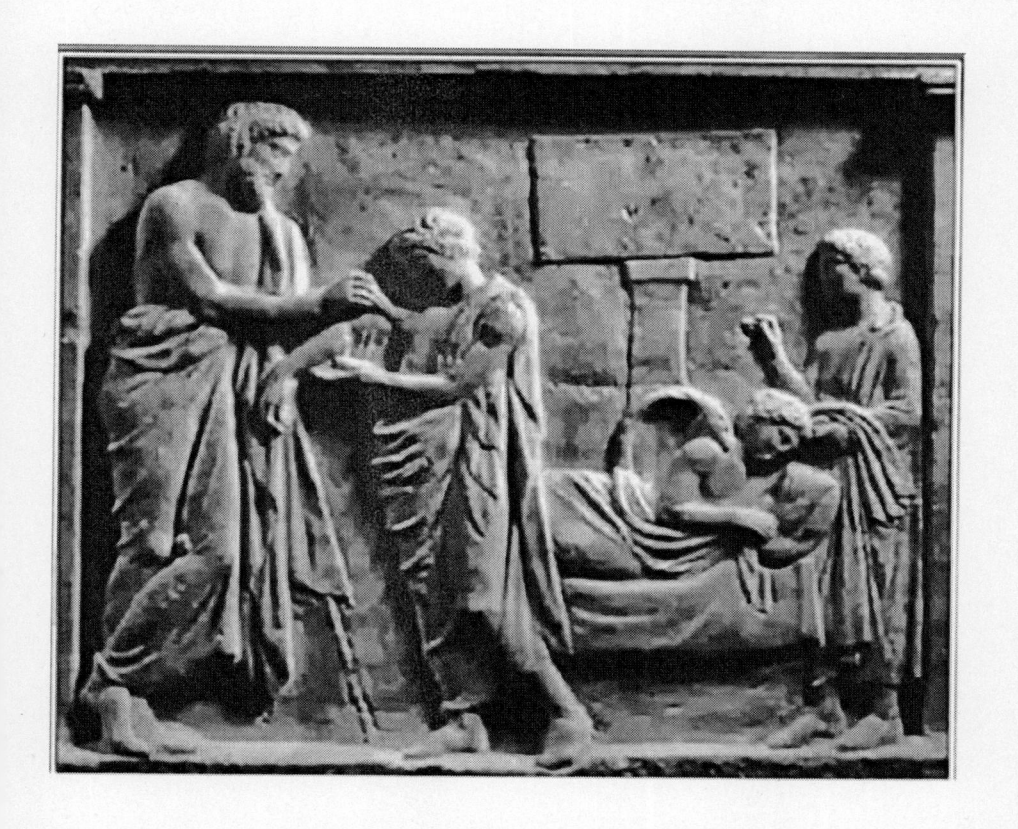

**Medicina na Grécia antiga**

*No mundo antigo as doenças eram interpretadas
como uma punição dos deuses.* (ADHIKARI, 2019).

# PARTE II

Estudo comparativo avaliando três
modalidades de diagnóstico médico:
parecer médico, buscas no Google
e sistema especialista

# Capítulo 11

# PRÓLOGO

*Informação sozinha fica como uma peça solta na mente, que, se não for transformada em conhecimento, logo é esquecida.*

**(Içami Tiba)**

Juntamente com o avanço da Medicina, o conhecimento científico ganha proporções gigantescas, e, nem sempre, é possível para a maioria dos médicos assimilá-los. Conforme a Organização Mundial da Saúde (*apud* WECHSLER *et al.*, 2003), a quantidade de informações referentes à área da Saúde dobra a cada três anos, surgindo novos métodos de diagnósticos e terapêutica, novos princípios químicos, inovações da área da Biologia Molecular e da Genética, entre outros avanços medicinais.

Em nosso cotidiano, existe uma necessidade crescente de diagnósticos médicos rápidos e precisos, em virtude de uma maior demanda na área da Saúde. Nesse contexto, espera-se que a Informática possa contribuir de forma significativa.

Informações sobre qualquer doença podem ser facilmente encontradas na internet, mas dificilmente encontra-se algum mecanismo que faça o raciocínio e a análise entre os dados obtidos de um mesmo paciente e chegue a uma solução (diagnóstico) para o problema.

> O neurocientista Gary Small, pesquisador da Universidade da Califórnia (EUA), acredita que, desde quando o homem primitivo aprendeu a usar uma ferramenta, o cérebro não sofria um impacto tão grande e significativo como ocorreu com o uso da internet. Sabemos que o cérebro humano é uma estrutura movida a desafios e que se transforma com eles. (MAGNO, 2011).

Como o acesso à internet tem se tornado mais facilmente disponível em ambulatórios e enfermarias dos hospitais, inclusive via telefones celulares, ela está rapidamente se tornando uma importante ferramenta clínica para os médicos. De maneira geral, médicos e pacientes estão cada vez mais usando a internet para procurar informações relacionadas à saúde (Figura 19).

Figura 19 – Caricatura mostrando uma tendência dos pacientes nos consultórios médicos atualmente

Tradução: *"Eu já me diagnostiquei na internet. Eu estou aqui apenas para uma segunda opinião."*

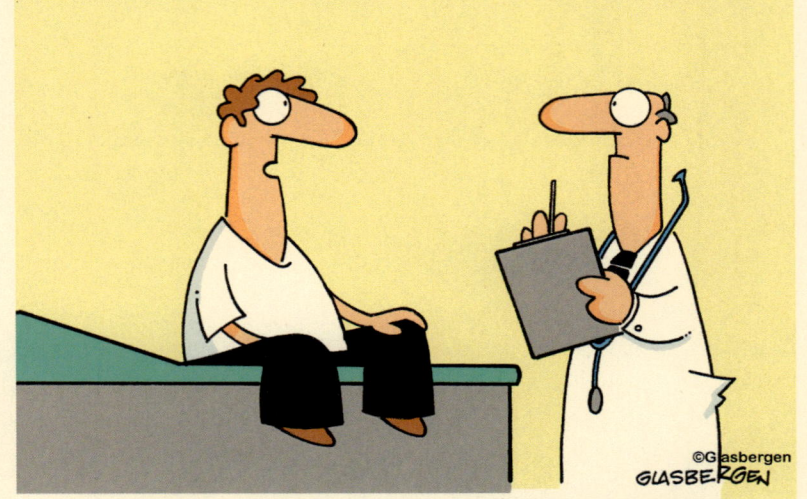

Fonte: Glasbergen (publicação autorizada pelo detentor do direito autoral)

Segundo especialistas (TANG; NG, 2006), buscas no Google© encontraram os diagnósticos corretos em 58% dos casos, sendo considerado, portanto, uma ferramenta útil para diagnosticar condições com sintomas e sinais particulares e que podem ser facilmente usados como palavras para busca. Enfatizaram, porém, que uma busca bem-sucedida depende de um usuário "humano especialista" e que, portanto, os pacientes teriam menos chances de sucesso em se autodiagnosticarem pela internet. Concluíram que, em casos de diagnóstico difícil, é comumente útil utilizar-se do Google© para o diagnóstico.

Observa-se, então, ser importante estudar o impacto dessas novas tecnologias voltadas para o trabalho médico sob a ótica dos benefícios obtidos nos resultados do processo decisório e na perspectiva das mudanças que ocorrem na dinâmica global desse processo (Figura 20).

Figura 20 – Caricatura mostrando uma tendência na prática médica atual, apelidado por muitos de "Dr. Google"

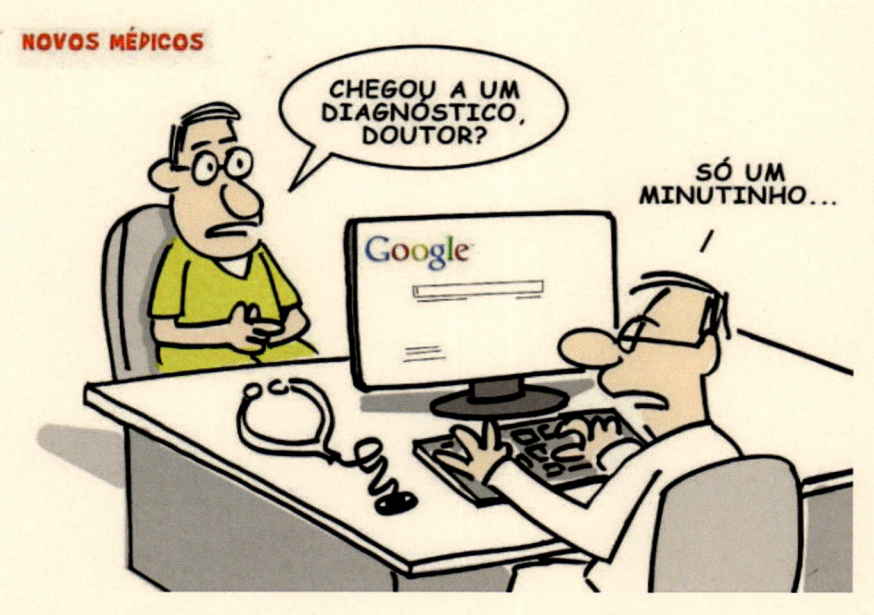

Fonte: Cesar Augusto Vilas Boas (publicação autorizada pelo detentor do direito autoral)

# Capítulo 12

# DELINEAMENTO EXPERIMENTAL

*Eu gosto do impossível, porque lá a concorrência é menor.*
**(Walt Disney)**

Trata-se de um estudo prospectivo, randomizado, cruzado e aberto, no qual três grupos de médicos realizariam diagnósticos de casos clínicos provenientes de um periódico médico, utilizando-se de três métodos distintos.

Para a realização deste projeto, foram selecionadas amostras de casos clínicos (casos de diagnósticos) apresentados no periódico médico *The New England Journal of Medicine.*

Na unidade da Unesp de Botucatu-SP, foram selecionados alunos dos dois últimos anos (5.º e 6.º ano) do curso de Medicina (internato).

Na unidade da Famesp de Bauru-SP, seriam selecionados intensivistas (com titulação mínima de residência médica), sendo um médico com formação primária em Medicina Interna, o segundo com formação primária em Cirurgia e outro com formação primária em Pediatria. Esses médicos seriam randomizados para compor cada grupo. Dessa maneira, os grupos seriam homogêneos em relação à especialidade, e cada grupo contaria com um clínico, um cirurgião e um pediatra em cada sessão de diagnóstico, sendo excluídos os médicos ou alunos que possuíssem assinatura de periódicos médicos.

Foram formados três grupos de médicos (ou graduandos de medicina), sendo cada grupo composto por quatro integrantes.

Cada médico (ou graduando de medicina) realizou o desafio diagnóstico individualmente dentro das instalações da própria unidade, ou seja, na unidade de Botucatu-SP foram utilizadas as salas do Núcleo de Educação a Distância (NEaD); e no Hospital Estadual de Bauru seriam utilizadas algumas das salas de estudo.

Os grupos de médicos (ou graduandos de medicina) foram denominados: Grupo **A**, **B** e **C**.

E os métodos diagnósticos foram denominados: Método **1, 2** e **3**.

- **Método 1: Método tradicional**, no qual cada médico ou graduando de Medicina forneceu o seu parecer individual em relação ao diagnóstico do caso clínico (sem contar com qualquer tipo de suporte tecnológico).

- **Método 2: Utilização de ferramentas de buscas na internet (Google©)** O médico (ou graduando) poderia submeter os dados a ferramentas de busca na internet a fim de obter auxílio para o seu diagnóstico. A escolha da ferramenta de buscas Google© deveu-se ao fato de ser a mais popular na internet atualmente, com acesso a bilhões de artigos médicos, sendo a busca por informações médicas um de seus usos mais comuns.

- **Método 3: Utilização de um Sistema de Apoio à Decisão Médica** De modo análogo, os dados de cada caso clínico seriam inseridos nesse sistema pelo médico (ou graduando) por meio da página de consultas médicas (Figura 18), o qual obteria uma lista das hipóteses diagnósticas mais prováveis. Foi realizado um treinamento prévio com os médicos para a utilização desse Sistema de Apoio à Decisão Médica.

Dos 262 casos clínicos disponíveis em Novembro/2019 no *The New England Journal of Medicine* (http://www.nejm.org/medical-articles/clinical--cases), foram selecionados 18 casos clínicos de maneira aleatória e <u>que não estavam disponíveis para pesquisa livre na internet</u>, sendo que os médicos (ou graduandos) não tiveram contato prévio com eles. Foi dada prioridade para os casos de "Clínica Médica", sendo excluídos os casos cirúrgicos e evitados os casos contendo múltiplas patologias (a fim de evitar confusão por parte dos alunos).

Esses 18 casos clínicos foram divididos em seis encontros, ou seja, foram realizados três casos clínicos em cada encontro (sessão clínica), com duração máxima de 1h para conclusão dos mesmos. Cada grupo utilizou um dos três métodos diagnósticos citados acima (Quadro 1).

Quadro 1 – Detalhe do primeiro desafio diagnóstico (Sessão clínica 1), no qual os três grupos de médicos (grupos: **A**, **B** e **C**) realizaram simultaneamente os mesmos três casos clínicos utilizando os três métodos diagnósticos. Para isso, foi estipulado o tempo máximo de 1h para conclusão de cada sessão clínica.

| Sessões clínicas | Método 1 Parecer individual | Método 2 Utilização do Google | Método 3 Utilização do Sistema Especialista |
|---|---|---|---|
| Sessão clínica 1 Tempo: 1h | **Grupo A** Caso clínico 01 Caso clínico 02 Caso clínico 03 | **Grupo B** Caso clínico 01 Caso clínico 02 Caso clínico 03 | **Grupo C** Caso clínico 01 Caso clínico 02 Caso clínico 03 |

Fonte: o autor

Em cada encontro, foram feitos rodízios dos métodos diagnósticos entre os grupos (Quadro 2).

Quadro 2 – Distribuição dos grupos experimentais de acordo com o método diagnóstico utilizado durante as seis sessões consecutivas

| Sessões clínicas | Método 1 Parecer individual | Método 2 Google | Método 3 Sistema Especialista |
|---|---|---|---|
| 1 | Grupo A | Grupo B | Grupo C |
| 2 | Grupo A | Grupo C | Grupo B |
| 3 | Grupo B | Grupo A | Grupo C |
| 4 | Grupo B | Grupo C | Grupo A |
| 5 | Grupo C | Grupo A | Grupo B |
| 6 | Grupo C | Grupo B | Grupo A |

Fonte: o autor

Cada médico (ou graduando) forneceu apenas um diagnóstico que considerou ser o mais compatível com os dados de cada caso clínico. Esse diagnóstico médico foi registrado.

Em seguida, foram comparados os resultados com os diagnósticos corretos, conforme publicado no periódico.

Neste estudo, o pesquisador, enquanto observador, valeu-se de um diário de campo que, ao lado dos tradicionais questionários usados em experimentos, funcionou como um coletor de dados, os quais foram suplementados com igual valia por entrevistas semiestruturadas com os atores do processo.

Técnicas elementares de estatísticas aliadas à interpretação dos dados qualitativos a partir de codificações sugeridas por técnicas de análise de conteúdo forneceram um painel de dados que permitiram apurar os impactos da adoção da tecnologia, bem como enquadrar os efeitos nas posturas dos grupos e dos atores participantes do processo.

## Variáveis a serem analisadas

Análise descritiva (variáveis a serem avaliadas dos médicos participantes da pesquisa): idade, sexo, raça, ano de formação, faculdade onde se formou e residência médica/especialização.

## Tamanho amostral

Considerando-se um erro alfa de 0,05; um erro beta de 0,1 e uma estimativa de diferença de proporção de acertos diagnósticos de 20%, foi necessário um número de 144 diagnósticos.

Tendo em vista que pode haver seis arranjos dos três grupos de médicos, considerando todos os cruzamentos possíveis (ver Quadro 12.2), foram necessários 18 casos clínicos.

Como eram necessários pelo menos 144 diagnósticos, precisaríamos de três casos clínicos em cada uma das seis sessões clínicas.

## Análise estatística

As variáveis contínuas foram descritas em média ± desvio-padrão, e as variáveis categóricas foram descritas em números absolutos e porcentagens.

As proporções de acertos de cada um dos três métodos utilizados foram comparadas pelo teste não paramétrico de **Kruskal-Wallis**, considerando-se nível de significância $p < 0,05$.

O teste de Kruskal-Wallis compara a média de mais de duas amostras e identifica se essas médias diferem significativamente entre elas. É um teste análogo ao teste **F** utilizado na **ANOVA 1 fator**, porém permitindo análises de amostras pequenas. Por ser um método não paramétrico, o teste não assume uma distribuição normal.

# Capítulo 13

# RESULTADOS

*Você nunca sabe que resultados virão da sua ação.*
*Mas se você não fizer nada, não existirão resultados.*
**(Mahatma Gandhi)**

Para o recrutamento dos médicos participantes da pesquisa, foi feita a divulgação do projeto adotando as seguintes estratégias:

- De forma verbal, de uma pessoa para outra.

- Visita ao hospital da Unesp de Botucatu-SP, percorrendo todas as enfermarias e pronto-socorro. No final do dia, foi feita uma aula demonstrativa do projeto para os interessados.

- Divulgação do projeto em grupos de médicos via WhatsApp® (aplicativo multiplataforma de mensagens instantâneas). Esses grupos incluíam os médicos do Hospital de Base de Bauru-SP, Hospital Estadual de Bauru e os alunos do 5.º e 6.º ano de Medicina (internato) da Unesp de Botucatu-SP.

Mesmo contendo centenas de médicos em cada instituição, infelizmente não houve a adesão de qualquer médico do Hospital de Base de Bauru-SP, e nem do Hospital Estadual de Bauru.

Portanto, o projeto ficou restrito apenas aos alunos do internato (5.º e 6.º ano) da Unesp de Botucatu-SP.

## Primeiro ciclo de sessões clínicas:

Inicialmente houve a adesão de apenas seis alunos do internato na participação no projeto. Nesse grupo, cinco alunos estavam finalizando o 6.º ano da faculdade de Medicina e um aluno estava finalizando o 5.º ano.

Em virtude da logística e disponibilidade desses alunos da Unesp, ficou decidido de comum acordo pela realização de todos os casos clínicos em um único dia, sendo escolhido um sábado para a realização deles. Nesse dia, antes do início das atividades, foi feito o sorteio dos grupos.

No Quadro 3, encontra-se a lista dos casos clínicos selecionados para esse primeiro ciclo de sessões clínicas, e nos quadros 4 a 6 encontram-se as respostas dos alunos.

No Quadro 7, encontra-se o total de respostas corretas de acordo com o método utilizado no primeiro ciclo de sessões clínicas.

Quadro 3 – Diagnósticos dos casos clínicos aplicados no primeiro ciclo de sessões clínicas

| Sessões clínicas | Caso clínico | Diagnóstico do caso clínico |
|---|---|---|
| Sessão 1 | 1 | Infecção pelo vírus da dengue ou Chikungunya. |
| | 2 | Doença de Still de início adulto. |
| | 3 | Doença por arranhadura do gato (encefalopatia associada a Bartonella henselae). |
| Sessão 2 | 4 | Esclerose lateral amiotrófica. |
| | 5 | Doença de Behçet. |
| | 6 | Insuficiência mitral aguda. |
| Sessão 3 | 7 | Eosinofilia pulmonar tropical (Síndrome de Löffler). |
| | 8 | Lúpus eritematoso sistêmico. |
| | 9 | Granulomatose eosinofílica com poliangeíte. |
| Sessão 4 | 10 | Provável leptospirose aguda. |
| | 11 | Insuficiência adrenal primária (doença de Addison). |
| | 12 | Síndrome hemolítico-urêmica atípica. |

| | | |
|---|---|---|
| **Sessão 5** | **13** | Meningoencefalite. |
| | **14** | Rickettsiose do grupo da febre maculosa. |
| | **15** | Poliarterite nodosa. |
| **Sessão 6** | **16** | Insulinoma. |
| | **17** | Endocardite trombótica não bacteriana devido a um câncer subjacente. |
| | **18** | Síndrome de hipersensibilidade induzida por drogas, associada a infecção ou reativação do herpesvírus humano 6. |

Fonte: o autor

Quadro 4 – Respostas dos alunos do **Grupo A** do primeiro ciclo de sessões clínicas

| **Aluno 1 – Grupo A (6.º ano)** | | | |
|---|---|---|---|
| **Caso clínico** | **Método** | **Resp. correta?** | **Resposta do aluno** |
| 1 | 1 | Sim | Arbovirose, sendo a mais provável Chikungunya |
| 2 | 1 | Não | Febre reumática |
| 3 | 1 | Sim | Doença da arranhadura do gato |
| 4 | 1 | Sim | Síndrome do neurônio motor superior |
| 5 | 1 | Não | Herpes zoster disseminado em paciente imuno-comprometido (possivelmente portador do vírus HIV) |

| **Aluno 2 – Grupo A (6.º ano)** | | | |
|---|---|---|---|
| **Caso clínico** | **Método** | **Resp. correta?** | **Resposta do aluno** |
| 1 | 1 | Sim | Chikungunya |
| 2 | 1 | Não | Febre reumática |
| 3 | 1 | Não | Raiva |
| 4 | 1 | Sim | Esclerose lateral amiotrófica (ELA) |
| 5 | 1 | Não | HIV agudo |

| | | | | | | | |
|---|---|---|---|---|---|---|---|
| 6 | 1 | Não | Pulmão de SARA por pneumonia adquirida na comunidade | 6 | 1 | Não | Fibrose pulmonar idiopática |
| 7 | 2 | Sim | Pneumonia eosinofílica - Sd de Loeffler | 7 | 2 | Não | Doença de Churg-Strauss |
| 8 | 2 | Não | Colagenose | 8 | 2 | Sim | Lúpus eritematoso sistêmico |
| 9 | 2 | Não | Espondiloartrite | 9 | 2 | Não | Granulomatose de Wegener |
| 10 | 3 | Não | Coccidioidomicose pulmonar aguda | 10 | 3 | Não | Calazar |
| 11 | 3 | Não | Meningite | 11 | 3 | Não | Hiponatremia sintomática |
| 12 | 3 | Não | Salmonelose | 12 | 3 | Sim | Síndrome hemolítico-urêmica |
| 13 | 2 | Não | Adenocarcinoma de intestino | 13 | 2 | Não | Síndrome de Guillain-Barré |
| 14 | 2 | Não | Sífilis secundária | 14 | 2 | Não | Doença de Lyme |
| 15 | 2 | Não | Vasculite cutânea de pequenos vasos | 15 | 2 | Não | Brucelose |
| 16 | 3 | Sim | Insulinoma | 16 | 3 | Não | Encefalopatia de Wernicke |
| 17 | 3 | Não | Histoplasmose | 17 | 3 | Não | Doença de Moyamoya |
| 18 | 3 | Não | Febre tifóide | 18 | 3 | Não | Macroglobulinemia de Waldenstrom |

Fonte: o autor

Quadro 5 – Respostas dos alunos do **Grupo B** do primeiro ciclo de sessões clínicas

| Aluno 1 – Grupo B (6.º ano) | | | |
|---|---|---|---|
| Caso clínico | Método | Resp. correta? | Resposta do aluno |
| 1 | 2 | Sim | Chikungunya |
| 2 | 2 | Não | Lúpus |
| 3 | 2 | Não | Espondilite anquilosante |
| 4 | 3 | Sim | Doença do neurônio motor (ELA) |
| 5 | 3 | Sim | Doença de Behçet |
| 6 | 3 | Não | TEP |
| 7 | 1 | Sim | Estrongiloidíase |
| 8 | 1 | Não | Linfoma Hodgkin |
| 9 | 1 | Não | Pneumonite autoimune |
| 10 | 1 | Não | Zika |
| 11 | 1 | Não | SIADH |
| 12 | 1 | Não | Glomerulonefrite difusa aguda |
| 13 | 3 | Não | Meningite tuberculosa |

| Aluno 2 – Grupo B (5.º ano) | | | |
|---|---|---|---|
| Caso clínico | Método | Resp. correta? | Resposta do aluno |
| 1 | 2 | Sim | Dengue |
| 2 | 2 | Não | Doença de Kawasaki |
| 3 | 2 | Não | TCE grave com hiperemia cerebral, HIC e lesão cerebral difusa |
| 4 | 3 | Não | Esclerose múltipla |
| 5 | 3 | Não | Sífilis secundária |
| 6 | 3 | Não | Acidose metabólica por sepse de foco pulmonar |
| 7 | 1 | Sim | Estrongiloidíase com pneumonite |
| 8 | 1 | Não | Síndrome hemafagocítica |
| 9 | 1 | Não | Histoplasmose |
| 10 | 1 | Não | Brucelose |
| 11 | 1 | Não | CA de mama com metástase cerebral |
| 12 | 1 | Não | Intoxicação exógena por psicofármacos |
| 13 | 3 | Não | Síndrome de Guillain-Barré |

| | | | | | | | | |
|---|---|---|---|---|---|---|---|---|
| 14 | 3 | Sim | Febre maculosa | | 14 | 3 | Não | Doença de Lyme (rickettsiose?) |
| 15 | 3 | Não | Aspergilose | | 15 | 3 | Não | Legionella (pneumonia) |
| 16 | 2 | Sim | Insulinoma | | 16 | 2 | Sim | Insulinoma |
| 17 | 2 | Sim | Embolia múltipla por endocardite infecciosa | | 17 | 2 | Não | Mixoma |
| 18 | 2 | Não | Doença de Castleman | | 18 | 2 | Não | Toxoplasmose |

Fonte: o autor

Quadro 6 – Respostas dos alunos do **Grupo C** do primeiro ciclo de sessões clínicas

| Aluno 1 – Grupo C (6.º ano) | | | | Aluno 2 – Grupo C (6.º ano) | | | |
|---|---|---|---|---|---|---|---|
| Caso clínico | Método | Resp. correta? | Resposta do aluno | Caso clínico | Método | Resp. correta? | Resposta do aluno |
| 1 | 3 | Não | Rubéola | 1 | 3 | Não | Sífilis secundária |
| 2 | 3 | Não | [em branco] | 2 | 3 | Não | Artrite reumatoide juvenil |
| 3 | 3 | Não | Meningoencefalite por toxoplasmose | 3 | 3 | Não | Encefalite |
| 4 | 2 | Não | Distrofia muscular difusa (escápula-umeral?) | 4 | 2 | Não | Síndrome Lambert-Eaton |
| 5 | 2 | Não | Tuberculose oral (?) | 5 | 2 | Não | HPV |
| 6 | 2 | Não | Insuf. cardíaca descompensada secundária a infecção de foco pulmonar | 6 | 2 | Não | Doença pulmonar obstrutiva crônica exacerbada |
| 7 | 3 | Não | Pneumonia por Haemophilus | 7 | 3 | Não | Angeíte de hipersensibilidade |
| 8 | 3 | Sim | LES | 8 | 3 | Não | Neoplasia de pâncreas |
| 9 | 3 | Não | Tb pulmonar | 9 | 3 | Não | Doença pulmonar autoimune |
| 10 | 2 | Não | Dengue hemorrágica | 10 | 2 | Sim | Leptospirose |
| 11 | 2 | Não | Hiponatremia secundária à êmese (por intox alimentar) | 11 | 2 | Sim | Doença de Addison |
| 12 | 2 | Sim | SHU secundária a desidratação (?) | 12 | 2 | Não | Síndrome nefrítica |

| | | | | | | | |
|---|---|---|---|---|---|---|---|
| 13 | 1 | Não | Esclerose múltipla | 13 | 1 | Não | Colite pseudo--membranosa |
| 14 | 1 | Não | Escarlatina? | 14 | 1 | Não | Doença de Lyme |
| 15 | 1 | Não | Granulomatose pulmonar + orquite | 15 | 1 | Não | Tuberculose extra-pulmonar |
| 16 | 1 | Não | Pancreatite crônica + Sd Wernicke-Korsakoff | 16 | 1 | Não | Diabetes tipo 1 descompensado |
| 17 | 1 | Não | Amiloidose | 17 | 1 | Não | Arterite de Takayasu |
| 18 | 1 | Não | Sd mielodisplásica | 18 | 1 | Não | Síndrome de Sjögren |

Fonte: o autor

Quadro 7 – Total de respostas corretas de acordo com o método utilizado no primeiro ciclo de sessões clínicas. No total desse ciclo, cada método foi aferido 36 vezes (18 casos clínicos **x** 2 alunos).

| Sessões clínicas | Caso clínico | Diagnóstico do caso clínico | Respostas corretas | | |
|---|---|---|---|---|---|
| | | | Método 1 (Parecer individual) | Método 2 (Google) | Método 3 (Sistema Especialista) |
| Sessão 1 | 1 | Infecção pelo vírus da dengue ou Chikungunya. | 2 | 2 | 0 |
| | 2 | Doença de Still de início adulto. | 0 | 0 | 0 |
| | 3 | Doença por arranhadura do gato (encefalopatia associada a Bartonella henselae). | 1 | 0 | 0 |

| | | | | | |
|---|---|---|---|---|---|
| Sessão 2 | 4 | Esclerose lateral amiotrófica. | 2 | 0 | 1 |
| | 5 | Doença de Behçet. | 0 | 0 | 1 |
| | 6 | Insuficiência mitral aguda. | 0 | 0 | 0 |
| Sessão 3 | 7 | Eosinofilia pulmonar tropical (Síndrome de Löffler). | 2 | 1 | 0 |
| | 8 | Lúpus eritematoso sistêmico. | 0 | 1 | 1 |
| | 9 | Granulomatose eosinofílica com poliangeíte. | 0 | 0 | 0 |
| Sessão 4 | 10 | Provável leptospirose aguda. | 0 | 1 | 0 |
| | 11 | Insuficiência adrenal primária (doença de Addison). | 0 | 1 | 0 |
| | 12 | Síndrome hemolítico-urêmica atípica. | 0 | 1 | 1 |
| Sessão 5 | 13 | Meningoencefalite. | 0 | 0 | 0 |
| | 14 | Rickettsiose do grupo da febre maculosa. | 0 | 0 | 1 |
| | 15 | Poliarterite nodosa. | 0 | 0 | 0 |
| Sessão 6 | 16 | Insulinoma. | 0 | 2 | 1 |
| | 17 | Endocardite trombótica não bacteriana devido a um câncer subjacente. | 0 | 1 | 0 |
| | 18 | Síndrome de hipersensibilidade induzida por drogas, associada a infecção ou reativação do herpes vírus humano 6. | 0 | 0 | 0 |
| Total de respostas corretas: | | | 7 | 10 | 6 |

Fonte: o autor

## Segundo ciclo de sessões clínicas:

Como ainda não havia atingido o número mínimo de participantes do projeto, cerca de um mês após foi feita nova divulgação do projeto, quando houve a adesão de mais seis alunos do internato. Nesse grupo, todos os alunos estavam finalizando o 5.º ano da faculdade de Medicina.

Da mesma forma, por razões de logística e disponibilidade dos internos, foi escolhido um sábado para a realização de todos os casos clínicos. Neste dia, antes do início das atividades, também foi feito o sorteio dos grupos.

No Quadro 8, encontra-se a lista dos casos clínicos selecionados para esse segundo ciclo de sessões clínicas, e nos quadros 9 a 11 encontram-se as respostas dos alunos.

No Quadro 12, encontra-se o total de respostas corretas de acordo com o método utilizado no segundo ciclo de sessões clínicas.

Quadro 8 – Diagnósticos dos casos clínicos aplicados no segundo ciclo de sessões clínicas

| Sessões clínicas | Caso clínico | Diagnóstico do caso clínico |
|---|---|---|
| Sessão 1 | 1 | Anemia perniciosa (deficiência de vitamina B12). |
| | 2 | Abscesso tubo-ovariano. |
| | 3 | Uso de oxicodona e cocaína. |
| Sessão 2 | 4 | Tumor intracraniano de células germinativas (germinoma). |
| | 5 | Colecistite aguda e crônica e colelitíase extensa com inflamação transmural da vesícula biliar. |
| | 6 | Leucemia de células cabeludas. |
| Sessão 3 | 7 | Infecção pelo vírus da dengue ou Chikungunya. |
| | 8 | Doença de Still de início adulto. |
| | 9 | Doença por arranhadura do gato (encefalopatia associada a Bartonella henselae). |

| Sessão 4 | 10 | Deficiência de vitamina C (escorbuto). |
|---|---|---|
| | 11 | Toxicidade por digoxina. |
| | 12 | Síndrome de Cushing devido a um tumor neuroendócrino tímico de baixo grau bem diferenciado com secreção de corticotropina. |
| Sessão 5 | 13 | Esclerose lateral amiotrófica. |
| | 14 | Doença de Behçet. |
| | 15 | Insuficiência mitral aguda. |
| Sessão 6 | 16 | Provável leptospirose aguda. |
| | 17 | Insuficiência adrenal primária (doença de Addison). |
| | 18 | Insulinoma. |

Fonte: o autor

Quadro 9 – Respostas dos alunos do **Grupo A** do segundo ciclo de sessões clínicas

| Aluno 3 – Grupo A (5.º ano) | | | | Aluno 4 – Grupo A (5.º ano) | | | |
|---|---|---|---|---|---|---|---|
| Caso clínico | Método | Resp. correta? | Resposta do aluno | Caso clínico | Método | Resp. correta? | Resposta do aluno |
| 1 | 1 | Não | Delirium hiperativo | 1 | 1 | Não | Esquizofrenia |
| 2 | 1 | Não | Abdome agudo infectado | 2 | 1 | Não | Cisto roto de ovário |
| 3 | 1 | Não | Transtorno afetivo bipolar | 3 | 1 | Sim | Drogadição (dependência química de opióides e outras drogas) |
| 4 | 1 | Não | Tumor neuroendócrino | 4 | 1 | Não | Hipopituitarismo |
| 5 | 1 | Não | Síndrome coronariana aguda com supradesnivelamento do segmento ST (SCASST) | 5 | 1 | Não | IAM (tromboembolismo séptico secundário a endocardite) |
| 6 | 1 | Não | Síndrome do anticorpo anti-fosfolípede (SAAF) | 6 | 1 | Não | Infecção pelo vírus HTLV |
| 7 | 2 | Não | Zika vírus | 7 | 2 | Não | Artrite reativa |
| 8 | 2 | Não | Febre reumática | 8 | 2 | Não | Reação adversa a antibiótico na vigência de overdose |
| 9 | 2 | Não | Linfoma não-Hodgkin | 9 | 2 | Não | Epilepsia decorrente de TCE |
| 10 | 3 | Sim | Deficiência de ácido ascórbico (Vit. C) | 10 | 3 | Não | Plumbismo |
| 11 | 3 | Não | Uremia | 11 | 3 | Não | Doença dos Legionários |

| | | | | | | | |
|---|---|---|---|---|---|---|---|
| 12 | 3 | Não | Lúpus eritematoso disseminado | 12 | 3 | Não | Embolia pulmonar |
| 13 | 2 | Não | Doença de Kennedy (atrofia muscular espinhal e bulbar) | 13 | 2 | Não | Atrofia muscular progressiva |
| 14 | 2 | Não | Síndrome retroviral aguda (secundária ao HIV) | 14 | 2 | Não | Sífilis secundária |
| 15 | 2 | Não | Pneumonia hospitalar | 15 | 2 | Não | Sepse de foco pulmonar |
| 16 | 3 | Não | Febre maculosa (Riquetsiose) | 16 | 3 | Não | Coccidioidomicose pulmonar aguda |
| 17 | 3 | Sim | Insuficiência adrenal | 17 | 3 | Não | Alcalose metabólica |
| 18 | 3 | Não | Encefalopatia de Wernicke devido a deficiência de Vit. B1 | 18 | 3 | Não | Feocromocitoma SOE |

Fonte: o autor

Quadro 10 – Respostas dos alunos do **Grupo B** do segundo ciclo de sessões clínicas

| Aluno 3 – Grupo B (5.º ano) | | | | Aluno 4 – Grupo B (5.º ano) | | | |
|---|---|---|---|---|---|---|---|
| Caso clínico | Método | Resp. correta? | Resposta do aluno | Caso clínico | Método | Resp. correta? | Resposta do aluno |
| 1 | 2 | Não | Esquizofrenia paranoide | 1 | 2 | Não | Esquizofrenia |
| 2 | 2 | Não | Torção anexial (devido ao crescimento de cisto ovariano) | 2 | 2 | Não | Doença inflamatória intestinal |
| 3 | 2 | Não | Transtornos mentais e comportamentais devidos ao uso de substância psicoativa (opiáceos) | 3 | 2 | Não | Transtorno de humor bipolar secundário ao uso abusivo de opioides e outras drogas |
| 4 | 3 | Não | Adenoma de hipófise | 4 | 3 | Não | Síndrome de Klinefelter |
| 5 | 3 | Não | Infarto agudo do miocárdio | 5 | 3 | Não | Feocromocitoma |
| 6 | 3 | Não | Mielofibrose aguda | 6 | 3 | Sim | Leucemia aguda |
| 7 | 1 | Sim | Chikungunya (Arbovirose) | 7 | 1 | Sim | Arbovirose - Chikungunya |
| 8 | 1 | Não | Endocardite bacteriana com micro-êmbolos | 8 | 1 | Não | Endocardite |
| 9 | 1 | Não | Infecção do sistema nervoso central (foco primário cutâneo) | 9 | 1 | Não | Neurotoxoplasmose |
| 10 | 1 | Não | Iatrogenia medicamentosa no idoso (Hipocoagulabilidade e hipotensão medicamentosa) | 10 | 1 | Não | Anemia multicarencial secundária ao álcool e a uma síndrome paraneoplásica |

| | | | | | | | |
|---|---|---|---|---|---|---|---|
| 11 | 2 | Não | ICC descompensada secundária a desidratação | 11 | 2 | Não | Uremia |
| 12 | 2 | Não | Miocardiopatia hipertensiva | 12 | 2 | Não | Emergência hipertensiva secundária a insuficiência cardíaca |
| 13 | 1 | Não | Esclerose múltipla | 13 | 1 | Não | Esclerose múltipla |
| 14 | 1 | Não | Reação aguda HIV | 14 | 1 | Não | Síndrome da Imunodeficiência Adquirida |
| 15 | 1 | Não | TEP | 15 | 1 | Não | Pneumonia bacteriana complicada |
| 16 | 1 | Não | Dengue | 16 | 1 | Não | Raiva |
| 17 | 1 | Não | Hiponatremia grave | 17 | 1 | Não | Distúrbios eletrolíticos causados por desidratação pós-infecção alimentar |
| 18 | 1 | Não | [em branco] | 18 | 1 | Não | Tumor em sistema nervoso central |

Fonte: o autor

Quadro 12 – Total de respostas corretas de acordo com o método utilizado no segundo ciclo de sessões clínicas. No total desse ciclo, cada método foi avaliado 36 vezes (18 casos clínicos **x** 2 alunos).

| Sessões clínicas | Caso clínico | Diagnóstico do caso clínico | Respostas corretas | | |
|---|---|---|---|---|---|
| | | | Método 1 (Parecer individual) | Método 2 (Google) | Método 3 (Sistema Especialista) |
| Sessão 1 | 1 | Anemia perniciosa (deficiência de vitamina B12). | 0 | 0 | 0 |
| | 2 | Abscesso tubo-ovariano. | 0 | 0 | 0 |
| | 3 | Uso de oxicodona e cocaína. | 1 | 0 | 0 |
| Sessão 2 | 4 | Tumor intracraniano de células germinativas (germinoma). | 0 | 0 | 0 |
| | 5 | Colecistite aguda e crônica e colelitíase extensa com inflamação transmural da vesícula biliar. | 0 | 0 | 0 |
| | 6 | Leucemia de células cabeludas. | 0 | 0 | 1 |
| Sessão 3 | 7 | Infecção pelo vírus da dengue ou Chikungunya. | 2 | 0 | 1 |
| | 8 | Doença de Still de início adulto. | 0 | 0 | 0 |
| | 9 | Doença por arranhadura do gato (encefalopatia associada a Bartonella henselae). | 0 | 0 | 0 |

| | | | | | |
|---|---|---|---|---|---|
| | 10 | Deficiência de vitamina C (escorbuto). | 0 | 0 | 1 |
| | 11 | Toxicidade por digoxina. | 0 | 0 | 0 |
| Sessão 4 | 12 | Síndrome de Cushing devido a um tumor neuroendócrino tímico de baixo grau bem diferenciado com secreção de corticotropina. | 0 | 0 | 0 |
| | 13 | Esclerose lateral amiotrófica. | 0 | 0 | 2 |
| Sessão 5 | 14 | Doença de Behçet. | 0 | 0 | 0 |
| | 15 | Insuficiência mitral aguda. | 0 | 0 | 0 |
| | 16 | Provável leptospirose aguda. | 0 | 0 | 0 |
| Sessão 6 | 17 | Insuficiência adrenal primária (doença de Addison). | 0 | 0 | 1 |
| | 18 | Insulinoma. | 0 | 0 | 0 |
| Total de respostas corretas: | | | 3 | 0 | 6 |

Fonte: o autor

No final, foram feitos gráficos comparando o total de respostas corretas de acordo com o método utilizado (Gráfico 1), e o total de respostas corretas de cada aluno de acordo com o método utilizado (Gráfico 2).

Gráfico 1 – Total de respostas corretas de acordo com o método utilizado, incluindo os dois ciclos de sessões clínicas. Portanto, cada método foi avaliado 72 vezes (18 casos clínicos **x** 4 alunos).

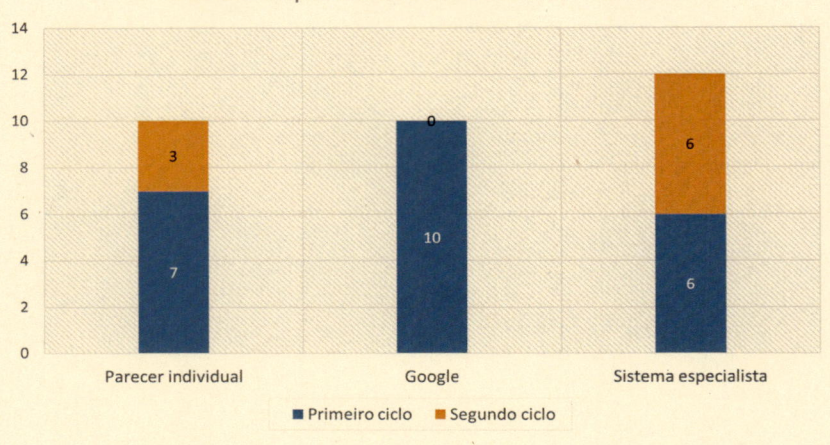

Fonte: o autor

Gráfico 2 – Total de respostas corretas de cada aluno, de acordo com o método utilizado. Cada aluno realizou seis casos clínicos em cada método.

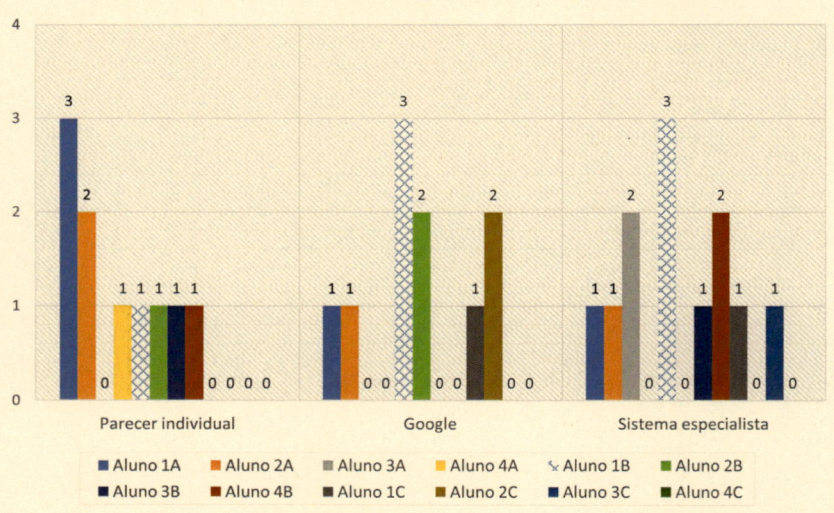

Fonte: o autor

# Capítulo 14

# DISCUSSÃO

*A pedra preciosa não pode ser polida sem fricção, nem o homem aperfeiçoado sem provas.*
*(Confúcio)*

Considerações e ponderações sobre o primeiro ciclo de casos clínicos:

1. Os casos clínicos foram considerados difíceis e prolixos pelos internos. Relataram também que, na história de alguns casos clínicos, nem sempre eram respeitadas a ordem cronológica dos eventos. Em virtude disso, os casos foram julgados difíceis de serem plenamente analisados dentro do intervalo de tempo de 20 minutos.

2. Em decorrência disso, pelo fato de múltiplos dados de cada caso clínico serem inseridos no sistema especialista (o que não havia sido previsto inicialmente na elaboração do projeto), houve uma sobrecarga computacional com consequente demora na análise de cada caso clínico: em duas sessões clínicas (total de seis casos clínicos), o sistema apresentou uma lentidão excessiva, e não houve tempo suficiente para finalização e exibição das listas de prováveis diagnósticos na respectiva sessão clínica. Portanto, levando-se em conta que dois alunos estavam utilizando o sistema simultaneamente nessas ocasiões, houve um prejuízo em seis respostas. Em virtude disso, após a conclusão dos trabalhos, foi feita uma revisão na parte de programação do sistema especialista. Foi detectado que a parte lenta ("gargalo")[10] se referia à fase em que o sistema tentava localizar e evitar repetições na entrada dos dados nas tabelas de cada paciente (promovendo assim um registro completo e de qualidade das informações). Para contornar esse problema, a solução foi a criação de índices compostos (contendo múltiplas colunas), o que elevou significativamente a capacidade de processamento das informações.

---

[10] Dentro de um sistema industrial, "gargalos de produção" são todos os pontos que limitam a capacidade final de produção, ou seja, é o ponto de estrangulamento. Dito de outro modo, é a parte responsável pela etapa mais lenta no processo produtivo.

## Considerações e ponderações sobre o segundo ciclo de casos clínicos:

1. Novamente os casos clínicos foram considerados difíceis e extensos pelos internos. Alguns relataram que, em virtude de serem fornecidos muitos dados para cada caso clínico, tiveram dificuldades em saber quais dados deveriam ser colocados para pesquisa no Google.

2. Em alguns momentos, o sistema especialista apresentou falhas na exibição das listas de prováveis diagnósticos, porém sem comprometer o funcionamento para os outros usuários (como ocorreu no primeiro ciclo de casos clínicos). Após a reinicialização da página, houve normalização do processo. Portanto, dessa vez não houve prejuízo na elaboração das respostas finais pelos alunos.

3. Um dos alunos que estava utilizando o sistema especialista comentou que achou muito interessante a exibição da lista de prováveis diagnósticos, pois continha alguns diagnósticos diferenciais dos quais ele não havia se lembrado durante a realização do caso clínico. E que, após isso, passou a avaliar um maior número de possibilidades de diagnóstico para o caso.

## Análise estatística

Em primeiro lugar, será necessário definir quais serão as hipóteses nula e a alternativa.

A hipótese nula é a de que todos os três métodos possuem média significativamente iguais, e a hipótese alternativa é a de que, pelo menos, uma delas tem média significativamente diferente das demais.

> $H_0$: Parecer individual = Google = Sistema Especialista
> $H_A$: Pelo menos um desempenho médio é significativamente diferente.

Regra de decisão do teste:

- Nível de significância $\alpha = 0,05$ (5%)
- Se $p < \alpha \Rightarrow$ Rejeitar $H_0$
- Se $p \geq \alpha \Rightarrow$ Não rejeitar $H_0$

Quadro 13 – Respostas corretas de cada aluno para cada grupo de seis casos clínicos, ou seja, cada aluno realizou seis casos clínicos em cada um dos três métodos.

| Alunos | Respostas corretas | | |
|---|---|---|---|
| | Método 1 (Parecer individual) | Método 2 (Google) | Método 3 (Sistema Especialista) |
| Aluno 1A (6.º ano) | 3 | 1 | 1 |
| Aluno 2A (6.º ano) | 2 | 1 | 1 |
| Aluno 3A (5.º ano) | 0 | 0 | 2 |
| Aluno 4A (5.º ano) | 1 | 0 | 0 |
| Aluno 1B (6.º ano) | 1 | 3 | 3 |
| Aluno 2B (5.º ano) | 1 | 2 | 0 |
| Aluno 3B (5.º ano) | 1 | 0 | 1 |
| Aluno 4B (5.º ano) | 1 | 0 | 2 |
| Aluno 1C (6.º ano) | 0 | 1 | 1 |
| Aluno 2C (6.º ano) | 0 | 2 | 0 |
| Aluno 3C (5.º ano) | 0 | 0 | 1 |
| Aluno 4C (5.º ano) | 0 | 0 | 0 |
| **Total** | **10** | **10** | **12** |
| **Média amostral** | **0,833** | **0,833** | **1,0** |
| **Variância** | **0,878** | **1,06** | **0,909** |
| **Média global** | **0,889** | | |

Fonte: o autor

**Variância:** É a medida da dispersão dos valores de uma amostra em relação à sua média, ou seja, indica o quanto os valores se distanciam da média.

Na análise deste projeto, foi utilizado o teste estatístico não paramétrico de **Kruskal-Wallis** (Figura 21).

Em sua análise, foi encontrada uma mediana de 1,0 para o método 1, uma mediana de 0,5 para o método 2 e uma mediana de 1,0 para o método 3.

Figura 21 – O teste de **Kruskal-Wallis** determina a variabilidade que existe entre os grupos e a variabilidade dentro de cada grupo.

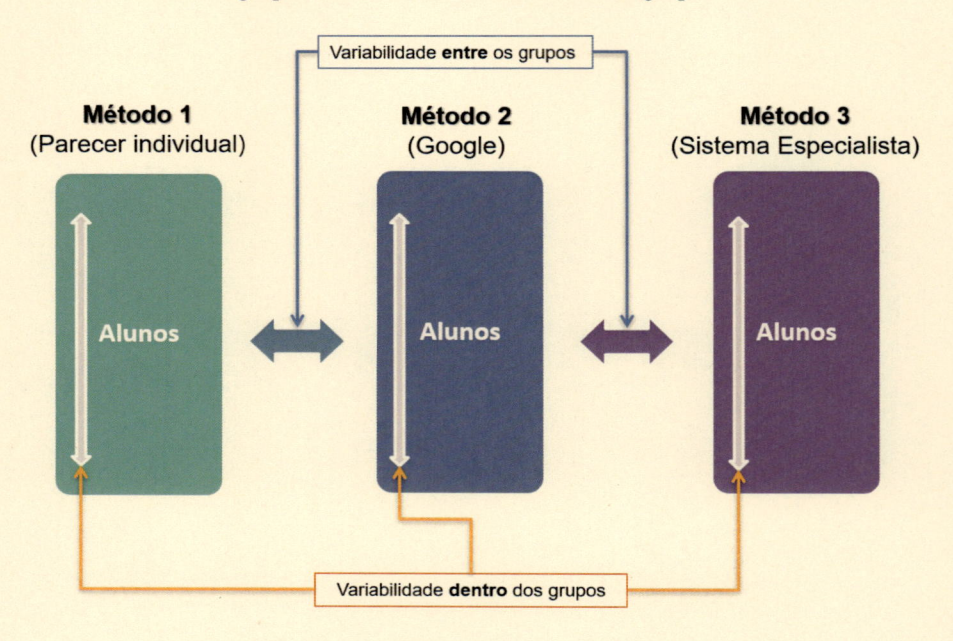

Fonte: adaptado de Doria Filho (1999, p. 116)

Obteve-se um *p*=**0,846**.

Conclui-se, portanto, que o valor calculado se encontra na área de aceitação da hipótese nula, ou seja, aceita-se a hipótese de que as médias de todos os métodos (Parecer individual, Google e Sistema Especialista) são significativamente iguais.

Em resumo, a maior parte da variância deveu-se a diferenças <u>dentro dos próprios grupos</u>, e não <u>entre os grupos</u>.

Foi observado um menor número de respostas corretas no grupo dos alunos do 5.º ano. A mediana de acertos desse grupo foi zero; enquanto para o grupo dos alunos do 6.º ano foi de 1,0. A mediana geral foi de 1 acerto (variando de 0 a 3 acertos).

Utilizando-se o **teste de Mann-Whitney**, obteve-se um $p=0,03$; concluindo-se, portanto, que houve uma diferença significativa entre estes dois grupos. Fato esse que pode ser atribuído à menor experiência médica dos alunos do 5.º ano da faculdade de medicina.

Devido a múltiplos motivos, não foi possível calcular corretamente o tempo gasto por aluno em cada caso clínico. Entretanto ficou nítido que os alunos que estavam utilizando o Método 1 ("Parecer individual") entregaram as folhas de respostas num tempo muito menor do que os que estavam utilizando os outros métodos ("Google" e "Sistema especialista").

## Dificuldades encontradas na realização do projeto

- Dificuldades na obtenção das <u>probabilidades condicionais</u>, ou seja, dificuldade em encontrar bases de dados contendo as probabilidades (prevalências) de todas as doenças/sintomas na população.

- Dificuldades na obtenção de voluntários para participarem da pesquisa (tanto médicos quanto estudantes de Medicina).

# CONCLUSÕES

Este projeto procurou aplicar conhecimentos de informática na construção de um Sistema de Apoio à Decisão Médica. Para isso, foram utilizados um banco de dados relacional e aplicadas técnicas de inteligência artificial, tais como: a construção de *Árvores de Decisão, Aprendizado não supervisionado* (modelos de hierarquia) e a utilização das *Redes de Bayes* (em que estão envolvidos domínios de conhecimento com significativo grau de incerteza, como é o caso da área médica).

Tendo em vista os objetivos propostos e os resultados obtidos, esta pesquisa apresentou as seguintes conclusões:

a) Após estudos preliminares, foi possível modelar e validar um sistema especialista de apoio a decisão médica.

b) Porém, contrariando as expectativas, no grupo avaliado (que incluía apenas os alunos do 5.º e 6.º ano da faculdade de Medicina) não foi observada diferença estatística entre os três métodos utilizados: 1) Parecer médico individual; 2) Buscas utilizando o Google; e 3) Sistema Especialista.

c) De qualquer modo, esse sistema especialista pode ser utilizado tanto na prática médica quanto para o aprendizado médico, podendo também ser utilizado tanto por médicos generalistas quanto por médicos especialistas.

# EPÍLOGO

*Treine enquanto eles dormem, estude enquanto eles se divertem, persista enquanto eles descansam, e então, viva o que eles sonham.*

**(Provérbio chinês)**

A prática médica poderia ser resumida em uma frase: decisões. Ser médico exige que o profissional consiga exercer a tomada de decisão com prudência. As decisões estão cada vez mais difíceis: o conhecimento médico aumenta, os pacientes são cada vez mais bem informados e o tempo para decidir está cada vez menor. Não são decisões simples; além disso, suas repercussões podem ser extremas, pondo em risco a vida do paciente. Antigamente, com o forte vínculo entre o paciente e o seu médico, muitas falhas eram até relevadas; hoje não, a indústria dos processos por indenizações não para de crescer. (ANDRATT, 2006, p. 115).

## Considerações finais

Um dos atrativos desses sistemas de suporte à decisão médica, nos quais algoritmos complexos mostram aos operadores humanos uma série de opções e possibilidades, é a ideia de que eles seriam simples "instrumentos", deixando o arbítrio e a decisão final em mãos humanas (DREYFUS; DREYFUS, 1988).

O objetivo geral do diagnóstico médico automatizado é identificar possíveis doenças para um determinado conjunto de dados do paciente (sinais, sintomas, exames etc.), em que as doenças mais bem classificadas são examinadas com mais detalhes pelo médico, garantindo assim uma maior segurança na escolha dos possíveis diagnósticos.

O intuito é **auxiliar** o médico no diagnóstico, e **não** o substituir nessa tarefa.

## Projetos futuros

O passo inicial seria validar o sistema atual com um maior número de casos clínicos e com um maior número de participantes.

Com resultados satisfatórios no desenvolvimento deste projeto, outros trabalhos podem ser realizados com o objetivo de melhorar ainda mais o sistema.

Além disso, este projeto também pode ser fonte de outras ideias e necessidades, podendo gerar pesquisas futuras interessantes. Destacam-se as seguintes ideias/projetos que podem ser incorporadas ao sistema:

a) Implementação desse sistema em alguma unidade de saúde e utilização de técnicas de ***Data Mining*** (Mineração de Dados[11]) para descoberta de conhecimento.

b) **Reconhecimento de voz:** possibilitaria uma maior agilidade e interatividade entre o usuário e o sistema.

c) **Sensores móveis ou de infravermelhos:** podem captar sintomas não visíveis, ajudando a identificar precocemente uma doença.

d) **Análise do genoma ou expressão genética** e suas repercussões em possíveis doenças.

e) **Reconhecimento de exames de imagem:** cada vez mais utilizados, os sistemas de inteligência artificial se mostraram tão bons ou superiores aos humanos no reconhecimento de exames de imagem. Utilizando redes neurais para o reconhecimento de padrões, ao alimentar os sistemas com grandes volumes de imagens médicas, os computadores podem ser treinados a reconhecerem padrões vinculados a uma condição específica (ex: câncer) que possa ser difícil de identificar para um observador humano (KULKARNI; SENEVIRATNE *et al.*, 2020).

Representam, portanto, abordagens interessantes para desenvolvimentos futuros no contexto deste projeto.

---

[11] "Mineração de Dados é o processo de explorar grandes quantidades de dados à procura de padrões consistentes, como regras de associação ou sequências temporais, para detectar relacionamentos sistemáticos entre variáveis, detectando assim novos subconjuntos de dados." (MINERAÇÃO..., 2015).

*Por aqui, no entanto, nós não olhamos para trás por muito tempo.*
*Nós continuamos seguindo em frente, abrindo novas portas e*
*fazendo coisas novas, porque somos curiosos...*
*e a curiosidade continua nos levando a novos caminhos.*
*Siga em frente.*

**(Walt Disney)**

# REFERÊNCIAS

ADHIKARI, S. Top 10 Inventions and Discoveries of Ancient Greece That Are Remarkably Used Today. **Ancient History Lists**, 2019. Disponível em: https://www.ancienthistorylists.com/greek-history/top-10-inventions-discoveries-ancient-greece-remarkably-used-today/. Acesso em: 25 jan. 2019.

ANDRADE, P. J. N. Sistemas Especialistas de Apoio ao Diagnóstico em Medicina: Relações com o Teorema de Bayes e com a Lógica do Raciocínio Diagnóstico. **Arq Bras Cardiol**, Fortaleza, v. 73, n. 6, 1999. p. 537-544.

ANDRATT, E. **Sistema Especialista para Avaliação Antropométrica em Pediatria**: investigação, diagnóstico, orientação e encaminhamento. 2006. Dissertação (Mestrado em Tecnologia em Saúde) – Pontifícia Universidade Católica do Paraná, Curitiba, 2006. 191 p.

BATISTA, E. D. O. **Sistemas de informação**. São Paulo: Editora Saraiva, 2012.

BUTOW, P.; HOQUE, E. Using artificial intelligence to analyse and teach communication in healthcare. **The Breast**, v. 50, p. 49-55, 2020.

CARDOSO, F. A inteligência do chip: softwares que imitam o raciocínio humano. **Super Interessante**, 28 fev. 1994. Disponível em: https://super.abril.com.br/tecnologia/a-inteligencia-do-chip-softwares-que-imitam-o-raciocinio-humano/. Acesso em: 30 abr. 2018.

CARNEIRO, L. Sistema de Apoio a Decisão Médica (SADM). **Tecnologia da Informação e a Medicina**, 21 fev. 2009. Disponível em: http://timedicina.blogspot.com.br/2009/02/sistema-de-apoio-decisao-medica-sadm.html. Acesso em: 30 abr. 2018.

CENÇO, B. A consulta no carrinho virtual. **Revista da APM**, Edição 626, p. 36-37, Setembro 2011.

CORREIA, L. C. L.; CORREIA, V. C. A. A incerteza da medicina de precisão. **Revista Educação em Saúde**, v. 5, n. 1, p. 1-5, 2017.

DORIA FILHO, U. **Introdução à bioestatística**: para simples mortais, 3. ed. São Paulo: Negócio editora, 1999.

DORNELAS, J. S. **Impactos da adoção de sistemas de apoio à decisão para grupos em um processo decisório público participativo**: o caso do orçamento de Porto Alegre. Tese (Doutorado em Administração) – Universidade Federal do Rio Grande do Sul, Porto Alegre, 2000. 317 p.

DREYFUS, H. L.; DREYFUS, S. E. **Expertise intuitiva**: para além do pensamento analítico. 2. ed. [S.l.]: Fabrefactum editora, 1988. 259 p.

FAN, J. *et al.* From Brain Science to Artificial Intelligence. **Engineering**, v. 6, n. 3, p. 248-252, March 2020. Disponível em: https://doi.org/10.1016/j.eng.2019.11.012. Acesso em: 20 fev. 2020.

FLACH, P. **Machine Learning**: The Art and Science of Algorithms That Make Sense of Data. [S.l.]: Cambridge University Press, 2012.

FLORES, C. D. *et al.* Uma experiência do uso de redes probabilísticas no diagnóstico médico. *In*: ARGENTINE SYMPOSIUM ON HEALTHCARE INFORMATICS, 3., 2000, Tandil. **Anais** [...]. Tandil: Fuesmen, 2000. v. 1. p. 126-133.

GILVARY, C. *et al.* The Missing Pieces of Artificial Intelligence in Medicine. **Trends in Pharmacological Sciences**, v. 40, n. 8, p. 555-564, August 2019.

GLEN, S. Decision Tree: Definition and Examples. **Statistics How To**, 2018. Disponível em: https://www.statisticshowto.datasciencecentral.com/decision--tree-definition-and-examples/. Acesso em: 2 set. 2018.

GRANVILLE, V. Machine Learning Summarized in One Picture. **Data Science Central**, 2 maio 2017. Disponível em: www.datasciencecentral.com/profiles/blogs/machine-learning-summarized-in-one-picture. Acesso em: 22 ago. 2019.

HAYKIN, S. **Redes neurais**: princípios e práticas. 2. ed. São Paulo: Artmed Editora, 2008. p. 27-74.

JOHNSON, K. W. *et al.* Artificial Intelligence in Cardiology. **Journal of the American College of Cardiology**, v. 71, n. 23, p. 2668-2679, June 2018.

KARCHER, C. **Redes Bayesianas aplicadas à análise do risco de crédito**. Dissertação (Mestrado em Engenharia) – Universidade de São Paulo, São Paulo, 2009.

KREPSKY, W. **Protótipo de um interpretador para um ambiente de programação lógica**. Trabalho de Conclusão de Curso (Graduação em Ciência da Computação) – Universidade Regional de Blumenau, Blumenau, 1999. 70 p.

KRITTANAWONG, C. *et al*. Artificial Intelligence in Precision Cardiovascular Medicine. **Journal of The American College of Cardiology**, v. 69, n. 21, p. 2657-2664, May 2017.

KULKARNI, S. *et al*. **Artificial Intelligence in Medicine**: Where Are We Now?, v. 27, n. 1, p. 63-70, January 2020.

LINARES, K. S. C. **Sistema Especialista Nebuloso para Diagnóstico Médico**. Dissertação (Mestrado em Engenharia Elétrica) – Universidade Federal de Santa Catarina, Florianópolis, 1997. 116 p.

LINDEN, R. **Algoritmos Genéticos**. 3. ed. Rio de Janeiro: Editora Ciência Moderna, 2012. 475 p.

LIU, G.-D. *et al*. A Brief Review of Artificial Intelligence Applications and Algorithms for Psychiatric Disorders. **Engineering**, v. 6, n. 4, p. 462-467, april 2020. Disponível em: https://doi.org/10.1016/j.eng.2019.06.008. Acesso em: 15 jun. 2020.

MAGNO, E. N. O dilema do professor frente à geração Z. **Ivancarlo.blogspot**, 27 jul. 2011. Disponível em: https://ivancarlo.blogspot.com/2011/07/o-dilema-do--professor-frente-geracao-z.html. Acesso em: 20 dez. 2019.

MARIN, H. F.; MASSAD, E.; AZEVEDO NETO, R. S. **O prontuário eletrônico do paciente na assistência, informação e conhecimento médico**. São Paulo: [*s.n.*], 2003. 213 p.

MEDICAL guideline. **Wikipedia – a enciclopédia livre**. 2018. Disponível em: https://en.wikipedia.org/wiki/Medical_guideline. Acesso em: 2 set. 2018.

MENDES, R. D. Inteligência Artificial: Sistemas Especialistas no Gerenciamento da Informação. **Ciência da Informação**, Brasília, v. 26, n. 1, 1997. Disponível em: http://www.scielo.br/scielo.php?script=sci_arttext&pid=S0100-19651997000100006&lng=en&nrm=iso&tlng=pt. Acesso em: 28 abr. 2018.

MINERAÇÃO de dados. **Wikipédia – a enciclopédia livre**. 2015. Disponível em: https://pt.wikipedia.org/wiki/Minera%C3%A7%C3%A3o_de_dados. Acesso em: 1 fev. 2020.

NUNAMAKER, J. F. *et al*. Electronic meeting systems. **Communications of ACM**, v. 34, n. 7, p. 40-61, July 1991.

NUNAMAKER, J. F. *et al*. Issues in the design development use and management of group support systems. *In*: JESSUP, L. M.; VALACICH, J. S. (ed.). **Group Support Systems**: New Perspectives. New York: Macmillan, 1993. p. 125-145.

PANCH, T.; SZOLOVITS, P.; ATUN, R. Artificial intelligence, machine learning and health systems. **Journal of Global Health**, v. 8, n. 2, December 2018.

PEARL, J. **The book of why**: The new science of cause and effect. Basic Books, 2018.

PROTOCOLOS Clínicos e Diretrizes Terapêuticas - PCDT. **Gov. br.** 2018. Disponível em: http://portalms.saude.gov.br/protocolos-e-diretrizes. Acesso em: 2 set. 2018.

RABUSKE, R. A. **Inteligência Artificial**. Florianópolis: Editora da UFSC, 1995. 240 p.

ROQUE, A. **Probabilidade e Estatística I – Aula 15 – A Regra de Bayes**. 2015. Disponível em: http://sisne.org/Disciplinas/Grad/ProbEstat1/aula%2015.pdf. Acesso em: 30 ago. 2018.

ROSSO, M. Sistema Especialista de Apoio à Decisão em Ventilação Mecânica. *In*: VIII CONGRESSO BRASILEIRO DE INFORMÁTICA EM SAÚDE. **Anais** [...]. 2002.

RUSSEL, S.; NORVIG, P. **Inteligência artificial**. 2. ed. Rio de Janeiro: Elsevier, 2004. 1021 p.

SCHINKEL, M. *et al*. Clinical applications of artificial intelligence in sepsis: A narrative review. **Computers in Biology and Medicine**, v. 115, n. 103488, December 2019. Disponível em: https://doi.org/10.1016/j.compbiomed.2019.103488. Acesso em: 1 maio 2020.

SISTEMAS de Informação - o Uso Consciente da Tecnologia Para o Gerenciamento. Disponível em: https://www.passeidireto.com/arquivo/46049539/o-uso-consciente-de-tecnologia-da-informacao-para-o-gerenciamento/2. Acesso em: 16 out. 2018.

SMITH, C. **Decision Trees and Random Forests**: A Visual Introduction For Beginners. [*S.l.*]: Blue Windmill Media, 2017. 168 p.

TANG, H.; NG, J. H. K. Googling for a diagnosis – use of Google as a diagnostic aid: internet based study. **British Medical Journal**, v. 333, n. 75759, p. 1143-5, 2 Dec 2006.

TAPSCOTT, D.; CASTON, A. **Mudança de paradigma**. São Paulo: Makron Books, 1995.

WATSON (supercomputador). **Wikipédia, a enciclopédia livre**. 2020. Disponível em: https://pt.wikipedia.org/wiki/Watson_(supercomputador). Acesso em: 1 maio 2020.

WESTPHAL, J. T. **Modelagem difusa de um sistema especialista médico**: avaliação dos fatores de internação em crianças queimadas. Dissertação (Mestrado em Ciência da Computação) – Universidade Federal de Santa Catarina, Florianópolis, 2003.